韩氏医通

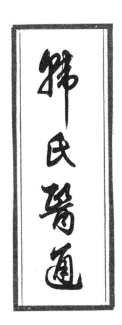

韓氏醫通序

司徒郎李濡濱公循嘗寄良方類編問予曰部歷惻人多病欲刻簡易藥方以濟此帙表舅以爲何如披閱之見爲俗傳打老等熱劑餘方多峻厲不倫未敢復書邇又寄韓氏醫通曰此舊藏欲自治者失久今得廩工以廣之啻無訛乎予以公循方勞勞國計乃切切藥書匪直自愼更欲人以和而俱立之爲也懋哉脩途占矣按韓氏由儒入醫且

身病試術故切理而足專門其素問氣運醫案人胗說藥等言養親字幼諸方實從醫之指南自衛之夏屋則廣之也固宜因念公循世好父濟序菴先生其翁也夙昔嘗傳于家驗集艮如干方于分類於手輯艮方中成數卷題曰萬金平易盍謂沖和可富給也俟公循續爲廣茲正醫通抄誤而序

嘉靖壬辰歲季冬十日瀛洲錦屏山人黎顒書于一甑橋右秀芝亭

韓氏醫通自敘

醫通草成幾欲焚去今年家兄命謂先君亭集有效方手澤豈容勿傳乃補葺分九章凡九十五則釐爲上下二卷讀且數過心動顔汗向兄不能語者久之而後語曰人有定壽醫善折之聖智不能加多也病有氣機醫每失之造化不容無鑿也兄謂弟誠能醫乎哉夫孔門學農圃者小之而老氏妄言罔象又奚醫之爲也是編聊爲醫之徹上徹

下語而已爾

嘉靖改元壬午六月朔飛霞子韓悉天爵自序

韓氏醫通目錄

五運六氣
風土異宜
熱生風
醫之理可比周易
自開闢來
宋儒謂
六法兼施章第二凡四則
式云

六法者

予既立兼施式

或曰六法

脈訣章第三凡一十則

脈訣

浮大而散

切脈至右尺部

高陽生

入式歌括

脉經謌

重大之病

伏經脉最難求

初學切脉

齊有褚氏

處方章第四凡七則

男八歲至六十

論病必分

諸病處方

閱古方

病如橐方如龠

君臣佐使之外

處方正不必多

家庭醫案章第五 凡五則

先府君

兩在北方

戊年楚春瘟

朝貴有東南人

一士人肥形白色

貴人鼻中肉贅

凡疣疴痼疾

癱瘓蠱症

治色勞

藥性裁成章第七凡一十二則

人参炼膏

当归主血

香附主气

痰分之病

火分之病

寻治痨病

粳米

梨汁

方訣無隱章第八 凡二十二則

七味保婴汤

同类勿药章第九 凡九则

参同契云

凡有背肢節骨

多病善養

腎虛腰痛

有瘻痺疾者

老人尤宜

凡小疾有痛

服人乳

丹溪云房中

韓氏醫通目錄畢

韓氏醫通卷上

瘦樵程永培校

緒論章第一

飛霞子曰天地萬物氣成形也不位不育病之時也人之養氣踐形而致中和者醫之道也失而至于鍼砭藥餌第二義矣易无妄九五曰无妄之疾勿藥有喜孔子曰无妄之藥不可試也此最上義也得醫之最上義者氣之冲神之化皆此身之眞

息以踵也盧扁指堅子華陀剖腸腑白玉蟾呵醫
㶲藥餌云乎哉鍼砭云乎哉
土為沖氣脾胃為穀氣沖氣寄旺穀氣輔運無一
刻之停此所謂眞息也而以踵焉至虛之地氣之
樞而神之舍也故曰萬物負陰而抱陽沖氣以為
和夫然後知醫之造化裁成胥此焉出矣易曰神
而明之存乎其人
神農嘗百草雖非經見理或有之軒岐尹咸多古

書要難盡信周禮大司巫掌醫卜則醫之爲道也技焉爾矣

秦漢以前有說無方故內經諸書鄭重覼縷亦多累世附會竄雜之言漢魏而下有方無說非無說也言愈多而理愈晦也自張戴李諸君子出立法分類原病處方而後經旨燦然丹溪朱彥修乃能集名醫之大成尊素難如六經以諸子爲羽翼醫之爲技庶乎其顯著矣今之日諸書充棟學者望

洋安得起夆公而就正删述一沓有經有傳有史俾醫道不淪于遠泥而有以達中和極致之々然後爲快邪

人在氣交中如魚在水氣能令人病不病如水能令魚嘉與餒也故醫運化機天地且不能違矣況於人乎況於鬼神乎五運六氣雖準節令久之歲差一日之間四亭寔寓學者善識天時則一時有一時之運氣豈惟歲哉

風土異宜自然氣隔古分南北二政自今輿圖以河界南北而江之東關之西可類從矣南北云者陰陽之軌四方之轂八風之輻凑也

熱生風寒生濕風生火濕生痰火生暑痰生燥乃人身中之五運六氣一息不停者金形白色洪聲宮音之類又身之風上而父子不能以相易者是故人之禀賦三天兩地一氣流行而已氣失其平之謂疾疾甚之謂病三才相因之謂機機動之謂

時陰符經曰天發殺機移星易宿地發殺機龍蛇起陸人發殺機天地反覆又曰食其時百骸理動其機萬化安又曰三才旣宜三盜旣安嗚呼此可以契醫之三昧矣乎

醫之理可比周易鍼砭藥餌卽卜筮法也丹溪云冷生氣高陽生之謬言予謂冷生氣是復卦䷗熱生風是姤卦䷫卽天根月窟之化機內經所謂亢則害承乃制者也故王安道論曰易也者造化之

不可常者也惟其不可常故神化莫能以測易曰
一陰一陽之謂道陰陽不測之謂神世之工醫卜
而自小焉者何也
自開闢來五氣乘承元會運世自有氣數天地萬
物所不能逃近世當是土運是以人無疾而亦疾
此與勝國時多熱不同矣如俗稱楊梅瘡自南行
北人物雷同土濕生黴當曰黴瘡讀醫書五運六
氣南北二政何以獨止于一年一時而頓忘世運

會元之統耶

宋儒謂爲人子者不可不知醫又謂不爲良相當爲良醫惜人不能以皆能也則東坡蘇氏有言擇醫之特出者先告以病狀然後使脉以合之吾但欲愈吾之病爾何必考其術此深得用醫之法然醫書有望聞問切之說被近世熊宗立者妄註乃爲六法兼施之案庶幾盡神聖工巧之用云

六法兼施章第二

式云某處有某人某年月日填醫案一宗

望形色

形

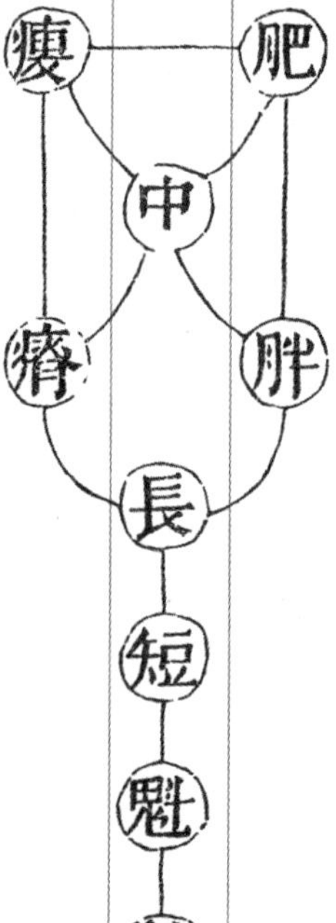

色

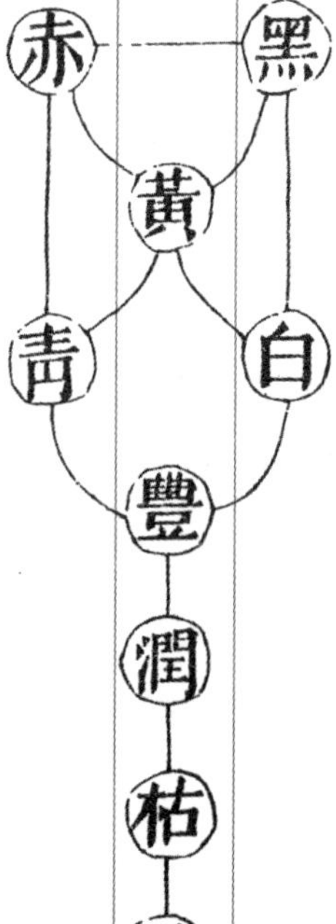

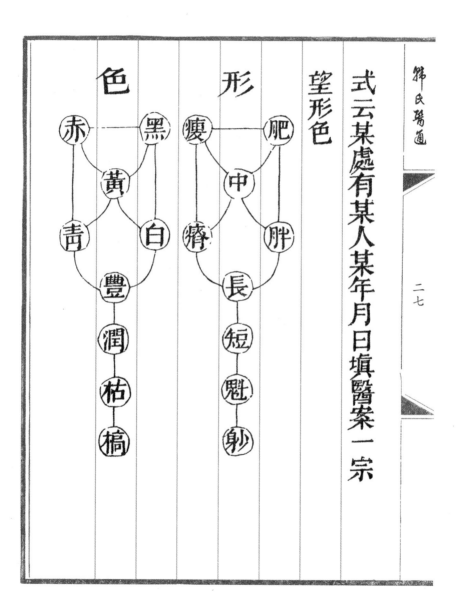

問音聲

聲

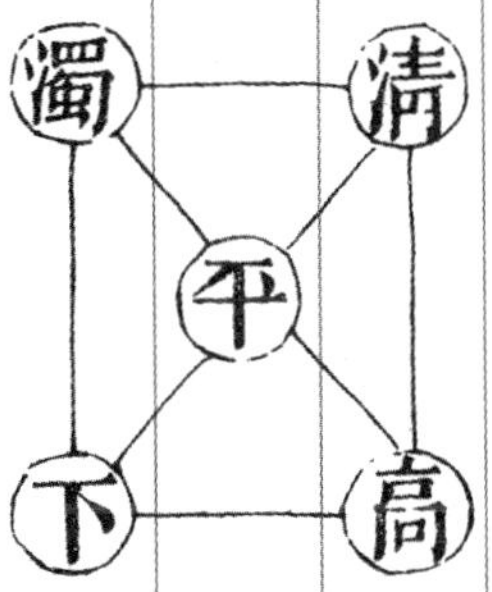

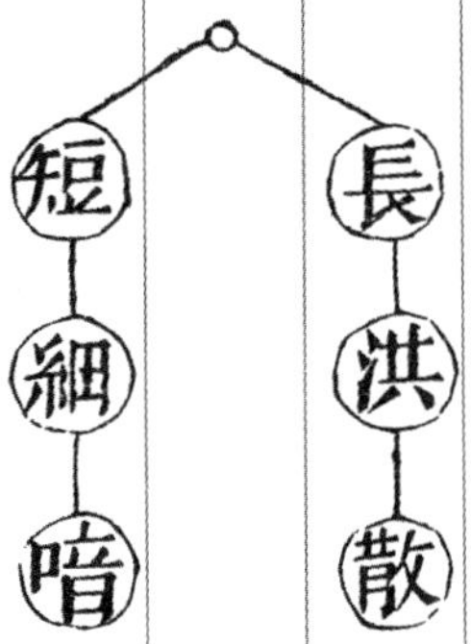

問情狀

何處苦楚

何因而致

何日爲始

晝夜孰甚

寒熱孰多

喜惡何物

曾服何藥

曾經何地

切脉理

左部

寸 浮本位 中取 沉候

(關) 浮取 中候 沉本位

(尺) 浮候 中取 沉本位

右部

(寸) 浮本位 中候 沉取

(關) 浮取 中本位 沉候

(尺) 浮應上焦 中應右關 沉應肝腎

論病原

某人素稟孰盛

其病今在何類

標本孰居

畢竟何如

服藥宜如何將息

病疾疣痾癎今在何際

治方術

主治用何法

先後用何方

六法者望聞問切論治也凡治一病用此式一紙為案首塡某地某時審風土與時令也次以明聰望之聞之不惜詳問之察其外也然後切脉論斷處方得其眞也各各塡註庶幾病者持循待續不為臨敵易將之失而醫之心思旣竭百發百中矣予旣立兼施式有刑名家過而言曰望聞卽兩造具備察言觀色之時問而筆之供詞也切則考鞫親切而論治為招判發落矣其言雖詭足以解惑

云

或曰六法兼施得無瑣瑣乎予應之曰醫藥人之司命爲謀弗忠非仁術矣病有不治之條醫有封股之念誠如是而不救焉彼雖命爾吾猶以爲未精吾技而誤于人人也若夫輕疾小恙雖不塡案可也畏其瑣而併棄之非予志矣

脉訣章第三

脉訣左寸下指法如六菽大荳也之重仍以其人之肥瘦爲別

爲心本位在指頂爲陰爲心在指節爲陽爲小腸餘皆倣此五菽以下七菽以上皆心與小腸絡脉也關以十二菽爲肝膽本位尺以至骨爲腎膀胱本位右寸三菽爲肺大腸本位關以骨肉之間爲脾胃本位尺以盛弱分男女而以浮中沉分上中下三焦也皆本脉也餘絡脉並倣前例推之

浮大而散心之平弦而長肝之平按至骨舉指來疾而實者腎平也肺平浮濇短脾胃平緩而滿指

凡下指本位不平便可寻详病情矣
切脉至右尺部必两手并胗消息之取三焦应脉
浮为上焦与心肺脉合中为中焦与脾胃合沉为
下焦与肝肾合六合则气必乱而脉不真须再切
也盖此部命门之火系于心包而三焦之位实在
五脏部位之中虚处一气流行绵绵不息所谓呼
吸之根性命之蒂也男子喜满指沉实似弱而无
数滑女人喜满指浮泛似盛而不伏涩故云女人

反此背看之尺脉第三同斷病
高陽生五代時人著脉訣歌括託爲王氏叔和而
今本雜以潔古傷寒脉入式歌又被熊宗立妄註
大爲俗學之疑叔和晉人自有脉經尚復牴悟大
段古書難盡信也脉家書甚多要不出七表八裏
九道之外求脉之明爲脉之晦獨滑伯仁氏脉家
樞要以浮沉遲數滑濇六者爲提綱尋補以有力
無力二者丹溪以血氣痰火爲病之提綱則脉滑

在血分而有餘爲痰凡有形者從之濇在氣分而有餘爲火凡無形者從之浮在表沉在裏非三部九候之浮沉此爲脉勢彼爲指法遲爲寒數爲熱有力爲實無力爲虛執此提綱脉可得而明矣

入式歌括是以傷寒脉爲例而作不然陽弦頭痛定無疑凡弦脉皆頭痛乎

脉經謂性急人脉急緩人脉緩夫脉者氣血之運行於呼吸者也血稟偏勝必多緩陰之靜也氣稟

偏勝必多急陽之躁也以此論其血分氣分孰爲不足可也豈情性之謂哉

重大之病一日三脉多變難治疣痾日日脉不移難治痼疾歲月不改難治本脉皆平絡脉否者宜攻擊之卻未有本脉病而絡脉獨平者也

伏經脉最難求如積熱之久脉反沉細而外證又寒苟非兼施之法何可得也世俗諱疾試醫醫復諱情妄臆而豪貴婦女往往不得望聞豈不大錯

初学切脉，覆乐罗画三部于绢上，数者观，以琴絃验弦，以小粟验滑，以刮竹痕验濇，以截葱管验芤，以败絮验濡，任意手法，令学者轻重按之，消息寻取，久久之，自真。脉诀七表八里图形是也。

齐有褚氏遗书，谓女脉逆行，右尺为心，左为肺。盖以地道右转，女生于申，推论其意尔。夫天地男女，气而已，气有动静，故有迟速顺逆左右之别，其实非二也。诸脉书皆无此说，夫有所受之耶？抑丹溪

諸公未見其書耶

處方章第四

男八歲至六十四女七歲至四十九即大衍自然之數有病者主精血過此以往有消無息是爲老人宜專調氣不可以病例治矣然自澆漓以來男尤先凋故四十五十即中壽之年雅宜補劑壯年色勞者惟退熱不必補孀尼不能無情怨曠多情先散其鬱而凡病久者必循行經絡反從其邪然

後對症此皆病情之肯綮處方之心印也

論病必分兼經專經錯經伏經始有賓主而後分標本以處方兼經併發如兩感專經獨發如太陽表證錯經亂發如狐惑伏經反發如熱極似冰

諸病處方遵古法仲景外感東垣內傷河間攻擊丹溪之大成以爲典要以運氣風土禀賦爲之權衡且如朔漠之人有惠民局方多辛熱腦麝之劑北人本氣自寒食專腥羶與之宜也丹溪僻處東

南辨論不置予嘗比病爲易卦方爲爻辭占者有吉凶悔吝之殊夫然後醫不執方之義明矣

閱古方必如親見其人禀賦與當時運氣風土始可以得作者之意有可爲典要者處方之起劑也有一時權衡者處方之參考也全在眞知藥性灼見病情予每以夜央跏坐爲人處方有經旬不能下筆者

病如橐方如龠萬龠一橐反爲橐害矣世有經驗

一方而遞相偶中者遂不自審度而輕用之何也

君臣佐使之外有一標使如劑中合從辛以達金

則取引經一味辛者倍加之故其效速

處方正不必多品但看仲景方何等簡净丹溪謂

東垣多多益善豈醫固有材邪

家庭醫案章第五

先府君自成化丁酉征蠻感雪致脚氣夏亦煖韈

宏治戊午任東路將臺有先夫人之哀增劇兒丞

始留心醫學師表舅氏華恒岍金華王山人以事
吾親以自養胎病以施試于衆人往往若有得一日
府君命史錄日常湯藥之方成集賜名曰韓氏有
效方親爲之序兒謹藏之歲巳巳兒孤矣荏苒星
霜兒忘哀矣手澤之悲天荒地老戊寅之夏伯兄
蒼雪翁偶見而復序之且併兄嫂試嘗方案續爲
三卷仍舊名繕本藏于家竊伏自念忝之不肖事
親從兄不能立乎其大者而區區偶然重蒙賜錄

如此悲感何勝謹奉移文序于左而畧其方云

韓氏有効方序

愚禀質氣弱自幼多病竊祿三十餘載雖蠻烟瘴地無不供事迫宏治丙辰齒落至今去者其五自是而後鬚髮漸白衰弱愈侵已嘗陳情告休第當途者不允今雖强勉視政奈何精神不逮次子丞隨在邊任專湯藥之侍以其用藥粗知乃請盧衛華正科來宦邸胗脉或製丸或咀散吞之飲之無

不療厥後華聞父憂歸去悉自為之製咀疾但與發湯藥之飲無有不効則悉專志醫道吾之衰朽賴焉宏治庚申七月八日疾又大作不能覩政悉遠遊小河軍醫庸劣不能知其藥味恐君臣佐使失宜反遭其害吾在病榻中以所患病症書報與悉且備說與第五子恕檢悉平昔所註方藥依法修製初服二貼二服三貼三服一貼減去琥珀四服初服之劑一貼大覺十退八九七月二十九日

忌得書知病欲走不及先具藥方曰加味六黃湯曰清氣飲子曰參茯半夏湯曰加減三和散曰醒脾湯曰瀉白散曰齒疼噙藥曰歸苓分痛散其製法加減數目分兩一一分備錄憑首服加味六黃湯連三貼愈加大好至八月初九日又服歸苓分痛散歷歷有效以地方爲慮于十一日視政噫仰戴覆載之恩育養之仁殘喘多病幸有子職湯藥得以調攝不愆用藥有效之功編錄成集名曰韓氏

有効方併以記歲月云昔宏治庚申仲秋之吉石隱翁書于小河將臺

書有效方後

舍弟忞遠遊予親藥裹檢醫書偶見先總兵府君在東路日集忞所呈方自序於前標抹有手澤焉涕泗交下連日不成寢食嗚呼醫之術欲以壽人也而愚兄弟不能壽吾二親易簀日以塲屋以此恩不在側嗚呼倘何醫之爲也倘何醫之爲也然

先人手澤不可泯也謹命弟恕念編次列爲上卷取嘗集治愚夫婦并奇效方附其中下刊以傳之忌在羣子弟中最明敏受胎時先夫人病瘧生甚羸辛酉病瘵蓐舍下學醫榮昌華氏金華王氏得武夷仙翁黃鶴老人啟其精微北遡時變易姓名爲白自虛號飛霞子遊走半天下醫頗馳名白飛霞云正德戊寅六月之吉四川都司署都指揮僉事致仕韓恩書

兄雪翁素稟脾燥肝偏脉多弦長左大而右弱非即事親治家兩居患難頻切喪哭故年四十始仕已衰戍馬六年食祿纔四年有奇爾歲丙子乞骸旋里而忌亦歸自遠遊侍病火湯藥有間復遭誣獄忿恚背發疣如豆幾至危頓小丹入乳疣無虞今年忽被詔起乃上疏云賴弟韓忌折肱成醫百端救療嫂淑人素苦不育血甚虛甲子歲忌侍亾陽之疾之時兄嫂儲予子爲嗣客倘有爲是危言

陧止者不意翁頃歲著直說二條將以刊先君賜集也秖今二老冒壽兩郎玉立固德徵爾弟何預弟何預用錄所著于此備醫案云

直說

三弟喪子哭之哀成疾飲食全絶筋骨百節皮膚無一處不痛而腰爲甚一醫云腎虛宜補一醫云風寒宜散四弟告吾妻曰兄亦危矣其脉濇正東垣先生所謂非十二經中正疾乃經絡奇邪之疾

必多憂愁鬱抑而成若痰上殆矣補則滯其氣散
則耗其氣兄決不保小子專主清燥湯惟嫂張主
吾妻誓曰叔非誤兄者遂連進三甌不以告予也
予遂困睡至五鼓無痰覺少解自恐不保謳詩留
別弟聞聲請曰何如予曰似解脉之果去十之三
專主清燥湯而加減之十劑而愈予平賊後在官
守但覺頭重眼昏耳聾牙痛便脚如不着地絕無
知爲何疾者致仕歸四弟亦自北歸一日予梳洗

畢腹痛少間手足俱不能舉弟脉驚曰兄素無此疾何以致此蓋平生心勞近數年從征形亦勞矣此火症也檢玉機微義尋始一一知之期辛散之劑十貼弟恐有消渴痿痺瘡瘍之患移居江園弟每夜半自煮藥候尋醒進之屏諠譁靜坐果十劑耳如入呼體如蟣虱發癢成疙瘩然後知頭在我而脚踏地亟入山靜養之偶以不得致仕文移怒火一發遂渴如欲狂者一日瓜梨泉水無計弟之

天曰此非草木之藥可扶矣不恤物議偏求人乳日進十盞旬餘渴減又偶以家事發怒手足不舉如一軟物臥四日乃服乳無算而瘥脉之必經濟曰瘡作矣幸不生大毒患馬眼膿疥八閱月乃止能徒步登山再以駐顏小丹助之遂完復如少時近年惟脾胃不壯又以沖和丸食後服吁可悲哉非舍弟吾死矣夫因念士夫中多心勞有如區區火證者此藥方不可不知也遂表集以傳云正德

戊寅端午日雪翁識

山妻年三十餘十八胎九殰八夭會先君松潘難作賤兄弟皆西奔妻驚憂過甚遂昏昏不省人事口唇舌皆瘡或至封喉下部虛脫白帶如注如此四十餘日或時少醒至欲自縊自悲不能堪醫或投涼劑解其上則下部疾愈甚或投熱劑及以湯藥薰蒸其下則熱暈欲絕四弟還脈之始知為亾陽證也大哭曰宗嗣未立幾誤殺吾嫂急以鹽煮

大附子九錢爲君制以薄荷防風佐以薑桂芎歸之屬水煎入井冰冷與之未盡劑鼾鼻熟睡通宵覺即能識人時止一嗣子二女相抱痛哭疏戚皆悲執友趙憲長驚曰君何術也弟曰方書有之假對假眞對眞爾上乃假熱故以假冷之藥從之下乃眞冷故以眞熱之藥反之斯上下和而病解矣繼後主以女金丹錯綜以二三方不但去其病且調治元氣庚午生一子今應襲也壬申生一子去

年又患瘧疾十三月亦主以養元氣調生氣待飲食大進然後刼以毒藥吐下塊物甚多授以附子湯三錢而愈不責效旦暮間其用女金丹即勝金丸也得之異人倍加香附而視氣血之偏者又加薑黃條芩倍川芎之屬取效甚多予念無子者往往有之翻思予得子之難其苦何如乃次第錄其方併女金丹以濟人云雪翁識

韓氏醫通卷上 終

韓氏醫通卷下

瘦樵程永培校

懸壺醫案章第六

予在胎爲女醫誤生來畧具人形無病不歷無日不藥太夫人姙瘧多病早棄養固不孝之奉累也歲辛酉病作蓆舍死而復甦父兄乃訴罷生員業旣而走家難技醫給旅重游南北慨惟病軀又爲人謀夫康盫亦罔也職此之由得尙友天下而縉

紳人豪往往恝予疏狂與之詩酒藥物似未爲此
生之不遇矣或曰予之醫道市井尋常間恐未盡
解惟士大夫孰無愼疾之心而亦有感予之愈其
親活其幼者何必孜孜入山之念也予不對然予
素貧凡贖藥之餘僅了婚嫁嘗思厚祿故人恒饑
稚子之嘆固與成都賣卜道傍賣屨者有間矣是
以懸壺醫案滋多今姑記其要領于后
三士人求治其親高年咳嗽氣逆痰痞甚切予不

欲以病例精思一湯以爲甘旨名三子養親湯傳梓四方有太史氏爲之贊曰夫三子者出自老圃其性度和平芬暢善佐飲食奉養使人親有勿藥之喜是以仁者取焉老吾老以及人之老其利博矣詩曰孝子不匱永錫爾類此之謂也

兩在北方遇夏秋久雨天行咳嗽頭痛用古方益元散滑石五兩 甘草一兩姜葱湯調服應手效日發數十斤經以徹夜此蓋甲巳土運濕令痰壅肺氣上厥但

溲其膀胱下竅而已不在咳嗽例也
戊年楚春瘟人不相吊弔以五瘟丹投泉水率童
子分給日起數百人
朝貴有東南人素畏熱藥病痰輒云火痰加芩連
一日冬雪寒冽眩嘔以死弔以黑附子一片砒一
分春入姜汁刼之大吐又服煖藥一劑而愈此蓋
地氣束人豈可拘執自誤況痰生于濕濕生于寒
乎

一士人肥形白色因明醫雜著所載補陰丸以爲人皆陰不足服至數年胖至短氣予反之以霞天膏入辛熱劑決去滯餘而燥其重陰然後和平無恙此則未達方書而往往自誤不可不戒也
貴人鼻中肉贅臭不可近痛不可搖束手待斃予但以白礬末加硇砂少許吹其上頃之化水而消與勝濕湯加瀉白散二貼愈此厚味擁濕熱蒸於肺門如雨霽之地突生芝菌也治此等病頗多人

每稱奇不知只此理爾
凡疣痔瘤疾癲狂風癎痞積瘡瘍一切有形之病
及婦人癥瘕皆用霞天膏投所宜煎劑汗吐下攻
去汚敗垂物無不成功頗有獨得之妙如斷輪云
癱瘓蠱證年淺元脉未盡傷者亦以霞天膏八兩
證煎劑攻治湖海中曾起十餘人近時徽瘡亦以
膏入防風通聖散治愈別著楊梅瘡論治方一卷
滇壺簡易方一紙爲遠近所傳用者輒效

治色勞先以古方地仙散薄荷葉地骨皮防風甘草梢烏梅肉各等分煎劑退潮熱次以外鹿髓丸摩其腰漸以內鹿髓或鹿峻之丸復其元其功頗烈奈何鹿品難辨不過循葛可久十藥神方而斟酌之耳

八歲以下小兒子戒投藥有疾但以所宜藥爲細末調香油令人熱蘸按摩患處或水調成膏貼之或煎湯用絹帛染拭任意活法但使藥氣由毛孔穴絡薰蒸透達如不能檢方用藥以油潤手按摩

牽引手舞足蹈未嘗不愈其疾也

將養小兒製七味保嬰湯以應湯飲家兒刋而論曰幼幼之心人所易發老老之心人或昧焉長長者宜乎寡矣使愛親如子信人子盡曾參矣又如司馬君寔愛兒如父焉予不能不三嘆乎著方之餘也

懸壺輕齎百病黃鶴丹婦人科青囊丸小兒科天一丸隨宜引用入見小效疑有異常探索不已殊

可笑也今並著他章用之者當思法外意云

古鍼法似與今者不同予有志而無師授而今者末之學焉古砭無傳今之灸賴有精者予嘗加藥末入艾爲炷且以人氣煨養灸痕恐不可爲典要故不著嘗見貴人有木楔按節法其亦砭之遺意歟

治殊方白虎歷節風久卧倘巫而不能藥者以霞天膏和白芥末作墨書字入水頓服一盌吐利交

作去膠痰臭汁數斗而起謂予之符水有神因意古有祝由科全類巫覡莫亦仁人出奇以活人而遂失真者耶併記吾過於此

藥性裁成章第七

藥有成性以材相制味相洽而後達夫病性古書備本草栝湯液珍珠諸篇予不能悉記也而二五之升沉鹹苦辛酸甘者觸物在焉姑列凡數可推其餘標病攻擊宜生料氣全力强水病服餌宜製

煉調劑大成病在光氣宜醇澹味性純一醇也出五味外澹也大羨元酒疑有闕文
人參煉膏回元氣於無何有之鄉王道也黑附子回陽霸功赫奕甘草調元無可無不可
當歸主血分之病川産力剛可攻秦産力柔宜補凡用本病酒製而痰獨以薑汁浸透導血歸源之理熟地黄亦然血虚以人參石脂爲佐血熱以生地黄薑黄條芩不絶生化之源血積配以大黄婦

人形肥血化為痰二味薑浸佐以利水道藥要之
血藥不容舍當歸故古方四物湯以為君芍藥為
臣地黄分生熟為佐川芎為使可謂典要云
香附主氣分之病香能竄苦能降推陳致新故諸
書皆云益氣而俗有耗氣之訛女科之專非也治
本病略炒兼血以酒煮痰以薑汁處以童便浸實
以鹽水煮積以醋浸水煮婦人血用事氣行則無
痰老人精枯血閉惟氣是資小兒氣日充形乃日

固大凡病则气滞而馁故香附干气分为君药世所罕知佐以木香散滞泄肺以沉香无不升降以小茴香可行经络而盐炒则补肾间元气香附为君参耆为臣甘草为佐治气虚甚速佐以厚朴之类决壅积棱莪之类攻其甚者予尝避诸香药之热而用檀香佐附流动诸气极妙

痰分之病半夏为主脾主湿每恶湿湿生痰而寒又生湿故半夏之辛燥湿也然必造而为麴以生

薑自然汁生白礬湯等分共和造麴楮葉包裹風乾然後入藥風痰以猪牙皂角煮汁去渣煉膏如餳入薑油火痰黑色老痰如膠以竹瀝或荆瀝入薑汁濕痰白色寒痰清以老姜煎濃湯加煅白礬三分之一如半夏三兩煅礬一兩俱造麴如前法又以霞天膏加白芥子三分之二薑汁礬湯竹瀝造麴治痰積沉痼者自能使腐敗隨大小便出或散而爲瘡此半夏麴之妙也古方二陳湯以此爲君世醫

因辛反減至少許而茯苓滲濕陳皮行氣甘草醒

脾皆臣佐使而反多其銖兩葢不造麴之過觀法

製半夏以薑礬制辛即能大嚼是也佐以南星治

風痰以薑汁酒浸炒芩連及瓜蔞寔香油拌麴略

炒之類治火痰以麩炒枳殼枳寔薑汁浸蒸大黃

海粉之類治老痰以蒼朮白朮俱米泔薑汁浸炒

甚至乾薑烏頭皆治濕痰而常有脾洩者以肉荳

蔻配半夏麴加神麴麥芽作丸尤有奇效厚養之

人酒後多此而苦痰爲病者十常八九也方書謂天下無逆流之水人身有倒上之痰氣亂血餘化而爲痰故治痰以行氣殺血爲要

火分之病黃連爲主五臟皆有火平則治病則亂方書有君火相火邪火龍火之論其寔一氣而已故丹溪云氣有餘便是火分爲數類凡治本病略炒以從邪寔火以朴硝湯假火酒虛火醋痰火薑汁俱浸透炒氣滯火以茱萸食積洩黃土血癥瘕

痛乾漆俱水拌同炒去萸土漆下焦伏火以鹽水浸透拌焙目疾以人乳浸蒸或點或服生用爲君佐官桂少許煎百沸入蜜空心服能使心腎交于頃刻入五苓滑石大治夢遺以土薑酒蜜四炒者爲君吏君子爲臣白芍藥酒煮爲佐廣木香爲使治小兒五疳以茱萸炒者加木香等分生大黃倍之水丸治五痢以薑汁酒煮者爲末和霞天膏治癲癇諸風眩暈瘡瘍皆神效非彼但云瀉心火而

與芩柏諸苦藥例稱者比也
予治疣疴先循經絡者即諸古書所載引經報使藥貴識眞爾如心經以人參益氣石脂補血硃砂鎮火天竺黃去痰澤瀉瀉熱而蓮肉茯神赤茯苓遠志益智酸棗之屬利心竅以安神識中間製煉如以苦焦之味達本經鹹引所畏辛避所勝酸益其母而甘洩其子皆裁成藥性之道
粳米造飯用荷葉煮湯者寬中芥菜葉者豁痰紫

蘇葉者行氣解飢薄荷葉者淸熱淡竹葉者避暑造粥則白粥之外入茯苓酪者淸上寔下薯蕷粉者理胃花椒汁者辟嵐瘴姜葱豉汁者發汗與夫古方羊腎猪腎之類無非藥力也一人淋素不服藥予教以專啖粟米粥絕他味旬餘減月餘痊此五穀治病之理

梨汁疎風豁痰蒸露治內熱藕汁研墨止吐血鼻衄研桃仁調酒破血積胡桃仁佐破故紙鹽水糊

丸治腹濕痛痢神大棗煮汁去查煉膏救小兒脾
虛胃寒不能藥者蓮肉作末甦禁口痢柿蒂加杵
頭糠止轉食凡此寻以應驕習之家亦五菓治疾
之理
韭白愈淋子濇精大葱汁和五倍子末濇虛脫之
痢非虛脫不用莧煮汁愈初痢蘿葍風乾愈傷食
嗽白扁豆益脾清暑蒜汁煮香附加蓽撥大黃治
瘴鄉中毒諸菜俱能治病貴專啖爾

黄牛肉补气与绵黄耆同功羊肉补血与熟地黄同功猪肉无补而人习之化也惟连贴于脾肚于胃腰子于肾脊髓于骨心于血可引诸药入本经寔非其补鹿则全体大补异时每欲以肉汁炼膏如霞天膏小刀圭之法恨不多得黄牛连贴用朴硝作脯消痞块骨髓煎油擦四支之损禽则鹅善疎风鸡稚补损老作羹起衰虽则蜣蜋裹烧熟与儿食治疳蜩皮作丸大治惊痫疳痢以上予治厚

養之人多用之亦從其化也獨犬之壯陽俗夫所尙古方戊戌酒葢爲虛寒病設爾或云士無故不殺犬豕則古人以羞于珍矣意者黃黑二色足補脾腎亦可如小刀圭法爲之以治虛怯勞瘵而戒恣慾之非價廉工省可濟貧乏之云

方訣無隱章第八

三子養親湯 此方自製說見六章

紫蘇子 主氣喘咳嗽 白芥子 主痰 蘿蔔子 主食痞兼痰

右三味各洗淨微炒擊碎看何證多則以所主者爲君餘次之每劑不過三錢用生絹小袋盛之煮作湯飲隨甘旨代茶水啜用不宜煎熬太過若大便素實者臨服加熟蜜少許若冬寒加生薑三片

霞天膏

此方即倒倉古法傳自西域有人指予投煎劑治痰而遂推廣之

黃牯牛一具（選純黃肥澤無病纔一二歲者）

右洗淨取四腿項脊去筋膜將精肉切成塊子如栗大秤三十斤或四五十斤于靜室以大銅鍋（無銅則新鐵鍋）加長流水煮之不時攪動另以一新鍋煮滾湯旋加常使水淹肉五六寸掠去浮沫直煮至肉爛如泥漉去渣却將肉汁以細布漉小銅鍋用一色桑柴文武火候不住手攪不加熟水只以汁漸如稀餳滴水不散色如琥珀其膏成矣（此節火候最要小心不然壞矣）大段每肉十二斤可煉膏一斤爲度磁器盛

之是名霞天膏也用調煎劑初少漸多沸熱自然溶化若用和丸劑則每三分攙白麵一分同煮成糊或同煉蜜　寒天久收若生黴用重湯煮過熱天冷水窨之可留三日

鹿䘒丸　以下四方王師秘授　䘒音催尊雖切赤子陰也見老子

鹿禀純陽一名斑龍䘒者天地初分之炁牝牡相感之精也醫書稱鹿茸角血髓大補益于人此䘒

則入神矣其法用初生牡鹿三五隻苑囿馴養每日以人參煎湯同一切藥草任其飲食久之以硫黃細末和入從少至多燥則漸減周而復始大約三年之内一旦毛脱筋露氣勝陽極却別以牝鹿隔苑誘之欲交不得或洩精于外或令其一交即設法取其精收置磁器香粘如餳是爲峻也　隨人所宜補藥古方如八味地黄丸補陰丸固本丸之類以此峻加煉蜜三分之一同和丸劑或以和

鹿角霜一味為丸空心鹽酒送下用起虚瘵危疾

尤捷寻之胎羸賴此載造願與人人共焉

斑龍晏

此鹿不拘初生但馴養牡鹿或一二隻每日煎人

參一兩湯飲之渣和草料飼之每用預夜減食次

晨空心以布縛鹿于床首低尾昂用三稜鍼刺眼

大眥前毛孔名天池穴銀管三寸許插向鼻梁吮

其血和以藥酒任意或八珍散加沉香木香煮者盡量月可一度

鹿無恙若有屠剌鹿血乘熱和酒一醉亦妙

內鹿髓丸

皴與宴之鹿腦髓骨髓脊髓盡取同煎成油漉淨稱每一兩加煉蜜二兩又煉相得磁器封收每服補藥不拘何方用以和劑如鹿皴法

外鹿髓丸

不拘獵家屠市所有鹿之脛骨髓煎作油漉淨加蜜如前煉法每用和古方摩腰膏九陽丹之類老

薑湯化少許以擦摩腎俞大補元陽凡骨節痛屬虛寒者其效如神

黄鶴丹

此方銖衣翁在黄鶴樓授予懸壺輕賣故名

香附氣失其平則爲疾此爲君此爲用矣黄連凡疾之所在爲邪火單用生用固非瀉心火例矣

二味香附爲主黄連減半俱洗擇淨料共製爲極細末水糊爲丸梧子大假如外感薑葱湯下内傷

米飲下血病酒下氣病木香湯下痰病薑湯下火病白湯下餘可類推

青囊丸

此方邵眞人禱毋病感方士所授寻則受于女醫某

香附子略炒不拘多少爲主　烏藥略泡減附三分之一

右爲細末水醋煮和爲丸梧子大隨證用引如頭痛茶下痰薑湯之類多用酒下爲妙

天一丸　此方自製

燈心用十斤以米粉漿染晒乾研末入水澄之浮者爲燈心取出又晒乾入藥用二兩五錢而沉者爲米粉不用矣　赤白茯苓去皮兼用茯神去木五兩　滑石水飛過五兩　猪苓去皮二兩　澤瀉去鬚三兩　人參一斤去蘆切片煮濃湯去粗濾淨煉湯成膏如糖餳用以和藥

一方人參六兩白术六兩甘草四兩同熬膏亦妙

右燈心等五味各爲細末以人參膏和成丸如龍眼大硃砂爲衣貼金箔每用一丸任病換引大段

小兒生理向上本天一生水之妙凡治病以水道通利爲捷徑也

異類有情丸　此方自製

鹿角霜　以角之新者寸截囊置長流水中七日瓦缶水煮每角一斤入黃臘半斤缶口用露酒一壺掩之別沸流水旋添勿令下渴桑柴火足十二時其角軟矣竹刀切去黑皮取白者舂細爲霜　鹿茸　新如紫茄者薰乾酒洗數過酥油塗炭火炙令透爲細末　龜板　八字紋具者醇酒浸七日酥炙透黃　虎脛骨　新而眞者長流水浸七日蜜酥和炙令透

右霜板各三兩六錢茸脛各二兩四錢重羅極細

用水火煉白蜜入豶猪脊骨髓丸條同舂劑爲丸如梧子大每空心鹽湯下五七九十丸周而復始丈夫中年覺衰便可服餌此方鹿純陽也龜虎陰也血氣有情各從其類非金石草木例也如厚味善飲之人可加猪膽汁一二合於和劑中以寓降火之義

女金丹

此古方勝金丸武夷翁授予配製之法

藁本　當歸　赤石脂白者皆可　白芍藥　人參

白薇　川芎不見火　牡丹皮　桂心　白芷　白

术　白茯苓　元胡索　沒藥　甘草以上各一兩

十五味除石脂沒藥另研外其餘皆以醇酒浸三日烘晒乾爲細末足一十五兩

香附子去皮毛以米醋浸三日略炒爲細末一十五兩

右十六味和合重羅數過煉蜜丸如彈子大磁銀器封收每取七丸虔心雞未鳴時服一丸先以薄荷

湯或茶灌漱咽喉後細嚼以温酒或白湯送下鹹物乾菓壓之服至四十九丸爲一劑以癸水調下受娠爲度娠中三日一丸產後三日一丸百日止盡人事而不育焉天矣人爲一齒葬誌曰天之命予嘗于世之乏之嗣者惜焉

駐顏小丹

煉法此有古方主烏鬚不驗方外一衲因予小惠報以煉法

茯神四兩去木　赤石脂火煆存性四兩　辰砂二兩水飛　乳香二兩　燈心研　川椒二兩淨以炭燒黃土地至通紅掃淨置椒于上以瓦盆掩之令爲出汗

右五味爲細末以人乳和稀劑入鵝鴨彈殼內糊封完固加以絳袋令體潔婦人帶于胸乳之間四十九日日夕不離取去乾透則成否則壞再研用棗肉和爲丸菉豆大每日空心人乳送下或人參麥門冬湯代之臥時酒下亦可凡心血不足怔忡健忘等疾皆宜

固本丸製法

此方多謂效遲而有痰者往往泥膈遂生厭心殊不知古人製力眞有口訣

生地黃擇新肥淮慶者爲艮竹刀切　麥門冬去心二味各一斤半用淡酒浸一日鹽點湯浸二日　熟地黃　天門冬去心膜二味各一斤半用生薑自然汁浸二日醇酒浸一日

右四味俱不犯鐵浸足同磨或擂以渣盡爲度旋加水亦如造漿粉之法少加杏仁則易澄脚矣　其澄底藥泥

晒乾乳鉢成末加麵取淨一斤用人參去蘆另爲細末四兩五味共勻煉蜜爲丸常服酒下

枳朮丸燒飯法

易水張氏製此方東垣晚年始悟用荷葉中虛之義詎意東南人不識北方炊飯無甑類乎爲燒遂訛以荷葉包飯入灰火燒煨雖丹溪亦未之辨古詩云瓶中有醋堪燒菜是也

白朮 君去梗及油者六兩 枳實 臣用鵝眼者以冷水浸軟切片略炒四兩

右爲末先用新碧荷葉數十煮湯去葉入粳米亦如尋常造飯之法甑內以荷鋪蓋北方無甑亦隨常法但米入湯自然透緑方全氣味飯成乘熱以藥末揉拌成劑爲九食後任引下

五瘟丹　此方自製冬至日修合

黄芩乙庚之年爲君　黄梔子丁壬之年爲君　黄蘗丙辛之年爲君

黄連戊癸之年爲君　甘草甲巳之年爲君

此五味各隨運氣爲君者多用一倍也餘四味又

與香附子紫蘇爲臣者減半也

右七味皆生用爲細末用錦文大黃三倍煎濃湯去渣熬膏和丸如雞子大用硃砂雄黃等分爲衣貼金每用一丸取泉水浸七碗可服七人凡天行瘟病去處有力之家合以施給陰德無量

滇壺丹

夢感滇人相授治黴瘡甚驗

白殭蠶暑炒三錢　全蝎一錢五分酒洗瓦焙　大黃生用五錢

右爲細末雞未鳴時蜜湯調下三五匙午後粥補明日又服以亟出瘡乾爲度以蜜湯旋和末爲丸亦可

八仙茶　此得之武當山八

粳米　黄粟米　黄豆　赤小豆　菉荳五者炒香熟各一升　細茶一斤　脂麻淨五合　花椒淨一合　小茴香淨二合　乾白薑炮一兩　白鹽炒一兩

以上十一味俱爲極細末和合一處　麥麵炒黄熟與

前十一味等分（拌匀磁礶收藏）胡桃仁南棗松子仁瓜仁白砂糖之類任意加入每用二三匙白湯點服

小刀圭　此方士所授與古方小異

黃牛犢一隻用未知陰陽者肥嫩純黃色先期辦後開藥料至臘月初八日或本月戊巳日宰取血撏毛留皮碎切臟腑分寸不遺用長流水大鍋煮至半熟加後項藥（用鹿代之更妙）

人參（以牛十斤用二兩）　茯苓（去皮以牛十斤用三兩）　綿黃芪（刮淨）

以牛十斤用五兩、良薑去梗　肉桂去粗皮以牛十斤用五錢　陳皮留白以牛十斤用一兩五錢　甘草去皮以牛十斤用一兩　花椒去目以牛十斤用一兩　白鹽臨漉時斟酌用　醇酒二斗上下

右件同牛煮文武火旋添熟水當以八分為節取牛肉爛如泥槌骨內之髓煎化入汁中漉去渣但存稠汁有如稀餳待冷入蜜甕掘黃土坑埋齊甕口封固凡早飡不拘何樣飲食加此數匙調和入事勞苦并房慾之後醇酒調服造酒至醉來之日

加此甚佳曾見飛霞先煉蜜候膏成入蜜攪勻纔收甕內

長松酒方　此方廬山休休子傳

長松此酒中之聖藥產太行西北支諸山似獨活而香用一兩五錢　黃芪蜜製

生地黃各七錢　熟地黃與生地俱酒浸用八錢　蒼朮三錢米泔

浸　陳皮去白七錢　枳殼四錢　當歸身五錢　白芍藥

煨四錢　半夏姜製三錢　厚朴五錢　菊花五錢　天門冬

三錢　麥門冬三錢　砂仁三錢　木香二錢　人參四錢

點椒二錢　酥七錢　黃栢五錢　黃連二錢　胡桃仁去皮

二錢　小紅棗八箇去核　老米一撮　燈心五寸長一百二十根

一料分十劑絹袋盛之凡米五升造酒一樽煎一袋晉久乃飲

枸杞酒

此爲家兄火証製酒性熱三藥製之可通用煮如前法

枸杞子五錢　黃連炒三錢　菉豆一錢

水火煉蜜法

金華師最惡以鍋煎煉非古法授此以白砂蜜一斤大磁碗盛重湯煮不住攪文武火湯乾加水以蜜滴水不散爲度大率一斤煉成半斤罐埋土七日凡和丸劑止以藥末一半入蜜舂萬餘杵乾糝以布包裹入甑蒸軟又加未盡之末如此三次則丸劑可以久收不復回潤

七味保嬰湯 說見第六章

老大米 主清胃　黃土 養脾炒　苦竹葉 去熱　蘿蔔子

去食積　薄荷葉去驚熱　燈草主夜啼　麥芽和脾胃

右隨証所主者多用其餘次之每服不過三錢袋盛煮湯任意渴飲或加蜜少許

同類勿藥章第九

參同契云同類易施功非種難爲巧雖云丹法移之治病雅有神化予嘗考古今養生家千條萬訣莫要於人壞人補之一語卽內經形不足者補之以氣也漫迯數條勿藥有喜庶醫之完技云

凡肩背肢節骨腕筋會之處注痛多屬痰凝氣滯不拘男女但取神旺氣長者令以口對患處隔絹綿進氣不呵不吹極力努氣使入透覺煖至熱又易一人以愈爲度

多病善養者每夜令僕擦足心至極熱甚有益三里腎俞皆不可缺

腎虚腰痛令少陰掌心摩擦每至萬餘或令進氣于腎俞之穴丹田冷者亦摩擦而進于臍輪其功

尤烈
有痿痺疾者偎臥患處于壯陰之懷久之生氣和
浹病氣潛消
老人尤宜與少艾偎臥寻戚有喻千戶者行此年
九十餘康健
凡小疾有痛處即令壯夫揩擦至熱或按之拿之
令氣血轉移其疾可却
服人乳大能益心氣補腦治消渴症治風火症養

老尤宜每用一吸即以指塞鼻孔按唇貼齒而嗽乳與口津相和然後以鼻內引上吸使氣由明堂入腦方可徐徐嚥下凡五七吸爲一度不漱而服者何異飲酪止于胃腸爾

丹溪云房中補益之術非聖賢之心神仙之骨不能行也葢言聖賢能以理制慾神仙天性對景忘情爾世有以此寔慾婬慾爲泥水金丹而秘相授受卒致喪亾者深可惡也深可惡也

卷下終

韓氏醫通跋

韓氏天爵甫以武職之子而究醫藝自云稟受極弱賴方藥以生其所得於醫之理者良深矣觀其起父兄與嫂於垂危之疾益以盡其孝友所謂父母有疾委之庸醫謂之不孝也旣而變名挾術以游膏粱藜藿疑症痼疾投藥立愈因此而白飛霞之名滿天下至自製諸方雖甚簡其精玅有出于意表者卽如其用霞天膏觸類旁通諸無不治惜

今人惟以治痰餘皆不之及至于六法兼施章尤
仰見學問之淵博則更有不可測量者後之業醫
者撫心自問能式此格乎否耶
乾隆歲在彊圉作噩橘余月瘦樵程永培跋于綠
參差樓

醫通後跋

韓氏醫通刊行久矣顧本不多見嘉靖丙戌予以病居始獲一覽理論切當要皆補方而甚奇將欒以自療本忽失去求之數載乃更得于易水程別駕書笥且備述其驗焉予以失之易而得之難也命工重鋟用以廣其傳云嘉靖壬辰秋九月吉濡濱李坦謹識

珍本医籍影校丛刊

第一辑 //

《韩氏医通》校注

明·韩 悉◎著

卜俊成 李 宁 ——校注

山西出版传媒集团 山西科学技术出版社

图书在版编目（CIP）数据

《韩氏医通》校注 / 卜俊成，李宁校注 .— 太原：山西科学技术出版社，2024.1
ISBN 978-7-5377-6309-7

Ⅰ.①韩… Ⅱ.①卜… ②李… Ⅲ.①中医学—中国—明代 Ⅳ.①R2

中国国家版本馆 CIP 数据核字（2023）第 174141 号

《韩氏医通》校注
HANSHI YITONG JIAOZHU

出 版 人　阎文凯
著　　者　明·韩 懋
校　　注　卜俊成　李　宁
策划编辑　翟　昕
责任编辑　杨兴华
助理编辑　文世虹
封面设计　吕雁军

出版发行　山西出版传媒集团·山西科学技术出版社
　　　　　地址：太原市建设南路 21 号　邮编：030012
编辑部电话　0351-4922078
发行部电话　0351-4922121
经　　销　各地新华书店
印　　刷　山西基因包装印刷科技股份有限公司

开　　本　880mm × 1230mm　1/32
印　　张　6.25
字　　数　110 千字
版　　次　2024 年 1 月第 1 版
印　　次　2024 年 1 月山西第 1 次印刷
书　　号　ISBN 978-7-5377-6309-7
定　　价　38.00 元

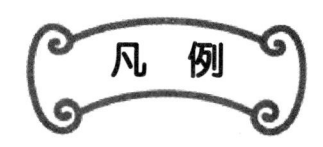

凡 例

一、选书及其归类原则

《珍本医籍影校丛刊（第一辑）》收录了5本临床实用价值较高的中医古籍善本，包括《女科切要》《儿科醒》《妇科秘方》《疫疹一得》《韩氏医通》。其中《女科切要》以乾隆癸巳年吴道源家刻本为底本，以《黄帝内经》《伤寒论》《金匮要略》等书为他校本；《儿科醒》以中国书店影印上海千顷堂书局本为底本，以《黄帝内经》《伤寒论》《保婴撮要》等书为他校本；《妇科秘方》以清·同治丙寅杜文澜、勒方锜辑录梅氏传本重刻本为底本，以《黄帝内经》《伤寒论》《金匮要略》等书为他校本；《疫疹一得》以道光延庆堂刻本为底本，上海千顷堂书局本为校本；《韩氏医通》以乾隆五十九年修敬堂重刊本为底本，光绪十七年儒雅堂重刻本为校本。

全部著作收入原则：时间为1911年之前；内容富有特色，对中医学术及临床有实用价值；刊印稀少。收入的所有著作为全书，每本分为校注和影印两部分，校注部分以尊重原著、尽量保持原貌为原则，对底本进行了标点、校勘和注释，影印部分原版影印了底本，以便于医家著作留存，供学者、读者等研究。

二、各部组成安排

每本书均有“校注说明”，对本书的校注方法做出明确的说明。收录的各书均予以校勘，除原书序言、目录、正文之外，另设“主要内容”与“原书作者及本书内容和学术价值简介”两项内容。

各子目书前的“主要内容”，简要介绍了该书的内容特色。其后的“原书作者及本书内容和学术价值简介”，尽可能地介绍该书的朝代、作者、书名、成书年代、版本传承情况，扼要点明本书的性质和主要特点，并说明本次校点选取底本与参校本的相关情况。

三、内文排版原则

祖国医学素有“注而不述”“以注代述”的传统，历代医家往往通过注解前人著作的方式来阐述自己的观点。为便于读者阅读，区分不同来源的文字，排版时将引述经文或作者原文排为大字宋体，作者注文排为小字楷体；重订者或注解者的按语、注文亦排为小字楷体，如有两种并存，则按成文先后顺序分别采用大字、小字；眉批或旁注据文义插入相应正文之后，排为仿宋体，前后用鱼尾括号(【 】)括注以为标记。

本丛书有大量影印底本的图片，均采用原图修饰后配入。

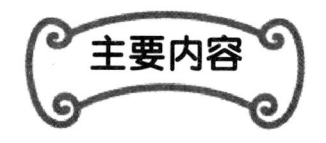

主要内容

《〈韩氏医通〉校注》为对明代医家韩懋中医学术思想和运用中医药诊治内科、妇科、儿科、外科等相关疾病经验的整理、校勘和注释，共上、下两卷，分为校注和初刻本影印两部分。全书包括绪论章、六法兼施章、脉诀章、处方章、家庭医案章、悬壶医案章、药性裁成章、方诀无隐章、同类勿药章等九章医论、医话、诊法、医案、方药等共95则。原书作者韩懋在书中彰中医诊治之要，理法方药内容系统完备；创六法兼施格式，开中医医案规范之先河；刊自制方剂于众，三子养亲汤等流传至今，并重视医易融会贯通、药物精专炮制、食疗按摩治病。全书医理精简，医论精辟，诊法翔实，方药精确，对于研究明代医家学术思想、启迪当今中医临床相关疾病的诊治，以及中医医案的规范化历史具有极其重要的价值。

原书作者及本书内容和学术价值简介

一、原书作者生平

韩懋，字天爵，号飞霞道人，亦作飞霞子，曾化名为白自虚，世称白飞霞、韩飞霞，明代四川著名医家。韩懋为将门之后，明朝初年，其祖父韩克恭因出任四川泸州卫指挥使，举家由山东鱼台迁至四川泸州；其父韩雄曾任四川松潘副总兵、泸州卫指挥使、四川都司署都指挥佥事等职；其长兄韩恩世袭泸州卫指挥使、都司署都指挥佥事等职。

韩懋出生于四川，自幼身体羸弱，“予在胎，为女医误。生来略具人形，无病不历，无日不药”（《悬壶医案章第六·予在胎》），后患重病，险失性命，“岁辛酉，病作席舍，死而复苏”（《悬壶医案章第六·予在胎》）。再加上其父先天禀赋不强，父母久驻边疆，养护失宜，身体虚羸，“愚禀质气弱，自幼多病……迨宏治丙辰齿落，至今去者其五，自是而后，须发渐白，衰弱愈侵”（《家庭医案章第五·〈韩氏有效方〉序》）等，家人便劝韩懋放弃科举之路，“父兄乃诉罢生员业”（《悬壶医案章第六·予在胎》），通过习医，一方面自养，另一方面诊治亲人疾病，此外还可以保障其他人的健康，“以事吾亲，以自养胎病，以施试于众人”（《家庭医案章第五·先府君》）。

在此背景下，韩懋便不再执意仕途，而是立志习医，悬壶济世。其先是在父亲任职的军营跟随表舅华恒岍学习中医理论、各派学说、方药等方面的基本知识，随后又外出游历名山大川，拜访名医金华王山人、武夷仙翁黄鹤老人等医家及民间高人为师，学其医学精髓。同时，韩懋还一边博采众长地学习医理，一边仁心居上地躬身实践，其不仅治愈了父亲的脚气之患，长兄的“背发疣如豆，几至危顿”（《家庭医案章第五·兄雪翁》）之疾，嫂子的“亡阳”（《家庭医案章第五·山妻》）危证，而且所到之处还总是帮助当地人们疗疾祛病，解除痛苦，活人无数，如其“两在北方，遇夏秋久雨，天行咳嗽、头痛，用古方益元散……日发数十斤，经以彻夜”（《悬壶医案章第六·两在北方》），“戊午楚春瘟，人不相吊。予以五瘟丹投泉水，率童子分给，日起数百人”（《悬壶医案章第六·戊年楚春瘟》）等。于是韩丞“医颇驰名”（《家庭医案章第五·书〈有效方〉后》）。

正德年间，韩丞游历于北京城，得到身为首辅大臣的四川同乡杨廷和（谥号文忠）的重礼接待。明武宗朱厚照听说后，便召见韩丞，听其讲论中医养生之道。由于相谈甚欢，明武宗赐号韩丞为“抱一守正真人”，并为其诏建飞霞宫（一说白云观）居之。后来，韩丞回到峨眉，筑竹舍于锦江之浒，遂定居于成都。杨廷和之子、状元、太史杨慎雅重韩丞才学与高洁品质，尊称其为“贞隐先生”，并赠诗多首以寄之，如杨慎在《读余懋昭游青城山诗因寄并韩飞霞》中写道：“白沙一百八渡，青城三十六峰。樽酒此时相忆，烟霞何日重逢。”在《赠韩飞霞》中写道：“往年见君黎州城，荒林明月尾虎行。凸杯百罚醁醽酒[1]，么弦四犯玲珑声。十六年来若反手，天涯白发递相惊。君今结舫渔矶宿，愁霖我住痴禅屋。空江瑟瑟萦霜葭，湿磴层层阻云木。晴风何日飏茶烟，策杖相求慰幽独。”

此外，明代文学家徐祯卿、曾玙及嘉州“四谏”（彭汝寔、程启充、徐文华、安磐，四人皆为进士）等与韩丞交谊甚厚，如徐祯卿曾在《寄题泸州韩道人霞外山居》中

① 醁醽（lù líng 录零）酒：美酒名。

写道："霞岭新刊处，由来古洞天。仙人炼金液，蜕此百馀年。其事竟莫述，丹书空秘玄。忽有飞霞子，诛茅卧紫烟。虚府澄物滓，灵根归自然。苍龙守神室，白虎伏阶前。游心碧海外，高咏阆风巅。孤流振往派，绝理悟真诠。余读相如赋，飘飘窃慕焉。欲跨青牛去，思餐金屑泉。至道岂虚想，铭心非薄缘。瑶池应有会，琼笈愿相传。"在《寄韩道人》中写道："吾爱飞霞子，餐霞卧蕊宫。时将黄绮曲，高咏紫芝风。洞草秋生细，坛龙昼护空。丹应九转就，地与十洲通。玉树扳何及，青牛望不穷。因君惠羽翰，自此脱樊笼。独鹤冥冥去，相从碧海东。"由此也可以感受到，韩悉在当时社会中的影响力之大。

其父韩雄虽然平日身体欠佳，病情时常复发，但是在韩悉所处汤药的调养下，身体还算康健，整个人的精、气、神还算饱满。有感于此，宏治（应为弘治，为避讳，原书正文写作"宏治"）庚申年（1500年）仲秋，韩雄把韩悉平日为其诊治的有效方"编录成集，名曰《韩氏有效方》"（《家庭医案章第五·〈韩氏有效方〉序》），并撰写序言记录更改始末。正德戊寅年（1518年），此时韩雄已经去世，韩恩看到《韩氏有效方》，想到自己父亲的过往种种和在外游历的兄弟韩悉，睹物思亲，不禁感慨万千，“涕泗交下，连日不成寝食”（《家庭医案章第五·书〈有效方〉后》），便命弟韩恕重新编辑篇次，同时增加韩𢘻为韩恩夫妇治疗疾病的经过及奇效方，“刊以传之”（《家庭医案章第五·书〈有效方〉后》）。

迨嘉靖元年（1522年），在长兄韩恩的劝说下，韩𢘻将《韩氏有效方》进行系统增补，厘定为上、下两卷，更名为《韩氏医通》，随之刊印。对于此书的问世，随后的续刻者们纷纷给予高度评价。如嘉靖壬辰年黎颙在应表外甥、司徒郎李濡滨（李坦）之邀，为续刊的《韩氏医通》撰写序言时，认为该书“实从医之指南，自卫之夏屋”（《韩氏医通·黎序》）。清乾隆四十二年（1777年），清代学者程永培在校勘《韩氏医通》时，认为韩𢘻“其所得于医之理者良深矣”“至自制诸方，虽甚简，其精妙有出于意表者”（《韩氏医通·跋》）等。

二、本书内容与特色

（一）本书内容

《韩氏医通》分为上、下两卷，总计九章，包括医论、医话、诊法、医案、方药等共95则。其中，上卷分为5章，绪论章包括飞霞子曰：天地万物、土为冲气、神农尝百草、秦汉以前、人在气交中、五运六气、风土异宜、热生风、医之理，可比《周易》、自开辟来、宋儒谓11则。六法兼施章包括式云、六法者、予既立兼施式、或曰六法4则。脉诀章包括脉诀、浮大而散、切脉至右尺部、高阳生、入式歌括、《脉经》谓、重大之病、伏经脉最难求、初学切脉、齐有《褚氏遗书》10则。处方章包括男八岁至六十四、论病必分、诸病处方、阅古方、病如橐方如龠、君臣佐使之外、处方正不必多品7则。家庭医案章包括先府君、《韩氏有效方》序、书《有效方》后、兄雪翁、直说山妻5则。

下卷分为4章，悬壶医案章包括予在胎、三士人求治其亲、两在北方、戊年楚春瘟、朝贵有东南人、一士人肥形白色、贵人鼻中肉赘、凡沉疴痼疾等15则。药性裁成章包括药有成性、标病攻击、人参炼膏、当归主血、香附主气、痰分之病、火分之病、予治沉疴等12则。方诀无隐章包括三子养亲汤、霞天膏、鹿峻丸、斑龙宴、内鹿髓丸、外鹿髓丸、黄鹤丹、青囊丸、天一丸等22则。同类勿药章包括《参同契》云、凡肩背肢节、多病善养、肾虚腰痛、有瘘痹疾者、老人尤宜、凡小疾有痛、服人乳、丹溪云房中9则。

（二）本书特色

1.彰中医诊治之要，理法方药内容系统完备。《韩氏医通》是一部综合性医书。韩懋在书中详细叙述了自己从医的指导思想、学术理论、诊治疾病的方法和用药规则，并记录了相关医案，可谓理法方药系统且完备。他认为，医之道的根本在于让人养气践形致中和，不药而愈，至于运用针灸和药物的方法治疗疾病是排在第二位的。“人之养气践形而致中和者，医之道也。失而至于针砭药饵，第二义矣。《易·无妄》九五曰：无妄之疾，勿药有喜。孔子曰：无妄之药，不可试也。此最上义也。”（《绪论章第一·飞霞子曰：天地万物》）在众多医家中，他推崇朱丹溪，认为其“尊《素》《难》如六经，以诸子为羽翼，医之为技，庶乎其显著矣！”（《绪论章第一·秦汉以前》）并认为：“医之理，可比《周易》，针砭药饵，即卜筮法也。”（《绪论章第一·医之理，可比〈周易〉》）同时，他还详细论述了通过切脉诊治疾病的具体方法，开具处方的基本原则，常用药物和食疗所用之品的性味、炮制方法，以及自己悬壶的具体医案等，是后世医者悬壶济世的重要学习榜样之一。

2.创六法兼施格式，开中医医案规范之先河。韩懋在《韩氏医通》中首创“望、闻、问、切、论、治”六法兼施医案格式，他认为撰写医案要填写病人的籍贯、性别、诊病的年月日，同时通过望形色记录病人的胖瘦、黑白等情况；通过闻声音记录声音的清浊、高下等情况；通过问情状，记录病人“何处苦楚？何因而致？何日为始？昼夜孰甚？寒热孰多？喜恶何物？曾服何药？曾经何地？”（《六法兼施章第二·式云》）等情况；通过切脉，记录病人的脉象；通过论病原和治方术，记录诊治的“某人素禀孰盛？其病今在何类？标本孰居？毕竟何如？服药宜如何将息？病疾沉疴痼今在何际”“主治用何法？先后用何方？”（《六法兼施章第二·式云》）等情况。他认为：“凡治一病，用此式一纸为案。首填某地某时审风土与时令也；次以明聪望之、闻之，不惜详问之，察其外也；然后切脉、论断、处方，得其真也。各各填注，庶几病者持循待续，不为临敌易将之失，而医之心思既竭，百发百中矣。”（《六法兼施章第二·六法者》）韩懋创制的六法兼施医案格式，对后世中医医案的规范影响深远，如清代医家喻昌在其著作《寓意草》中所列的“与门人定议病式”，显然受到韩懋的启发。

3.刊自制方剂于众，三子养亲汤等流传至今。韩懋在《韩氏医通》中刊印了20余首自制方和云游四方行医时所拜老师及医道同仁的秘授方，自制方中流传至今的如三子养亲汤，“紫苏子（主气喘咳嗽）、白芥子（主痰）、萝卜子（主食痞兼痰），上三味，各洗净，微炒，击碎，看何证多，则以所主者为君，余次之。每剂不过三钱，用生绢小袋盛之，煮作汤饮……”（《方诀无隐章第八·三子养亲汤》）交泰丸（书中原无方名，得名于后世），黄连“生用为君，佐官桂少许，煎百沸，入蜜，空心服，能使心肾交于顷刻”（《药性裁成章第七·火分之病》）。他授方中，如传自西域的霞天膏，王师秘授的鹿峻丸、斑龙宴、内鹿髓丸、外鹿髓丸，铢衣翁在黄鹤楼传授的黄鹤丹，武夷翁传授的女金丹，梦感滇人相授的滇壶丹，武当山人传授的八仙茶，庐山休休子传授的长松酒方等，均较为珍贵。

三、学术价值

《韩氏医通》是我国明代四川医家韩懋中医学术思想和运用中医药诊治内科、妇科、儿科、外科等相关疾病经验的集中体现，全书医理精简，医论精辟，诊法翔实，方药精确，尤其还详列了“望、闻、问、切、论、治”六法兼施医案格式，对于研究明代医家学术思想、当今中医临床相关疾病的诊治，以及中医医案的规范化历史具有极其重要的价值。为此，特将该书学术思想简要总结如下：

（一）重视医易融会贯通

韩懋在《韩氏医通》上卷开篇就引用《周易》中的“《易·无妄》九五曰：无妄之疾，勿药有喜”（《绪论章第一·飞霞子曰：天地万物》）。阐述自己的学术思想，认为“养气践形”是保健的第一要义，也是医道的根本所在。他还认为，医之理，可比《周易》，“冷生气是复卦䷗，热生风是姤卦䷫，即天根月窟之化机”（《绪论章第一·医之理，可比〈周易〉》），叮嘱“世之工医卜”应该重视《周易》，从中参悟病机的变化。同时，他认为：“五运六气，虽准节令，久之岁差。一日之间，四序实寓。学者善识天时，则一时有一时之运气，岂惟岁哉？”（《绪论章第一·五运六气》）“热生风，寒生湿；风生火，湿生痰；火生暑，痰生燥，乃人身中之五运六气。”（《绪论章第一·热生风》）因此，医者要“食其时，百骸理；动其机，万化安”（《绪论章第一·热生风》）。

（二）重视药物精专炮制

韩懋开具处方时主张“以运气、风土、禀赋为之权衡”（《处方章第四·诸病处方》）。“阅古方，必如亲见其人禀赋与当时运气风土”（《处方章第四·阅古方》），做到因时、因地、因人制宜。用药主张“处方正不必多品”，务必精简，认为“君臣佐使之外，有一标使。如剂中合从辛以达金，则取引经一味，辛者倍加之，故其效速”（《处方章第四·君臣佐使之外》）。同时，他认为：“药有成性，以材相制，味相洽而后达。”（《药性裁成章第七·药有成性》）临证用药宜“标病攻击，宜生料，气全力强；本病服饵，宜制炼调剂。大成病在光气，宜醇澹。味性纯一，醇也；出五味外，澹也”（《药性裁成章第七·标病攻击》）。此外，韩𢘿还重视选用道地药材和药材的炮制配伍，如他认为：“当归主血分之病，川产力刚可攻，秦产力柔宜补。凡用本病酒制，而痰独以姜汁浸透，导血归源之理。”（《药性裁成章第七·当归主血》）

（三）重视食疗按摩治病

在《韩氏医通》中，韩𢘿主张在临证中，应根据病人实际病情，选用食疗、按摩、成药等简便的方法治疗疾病。在食疗方面，他认为：“粳米造饭，用荷叶煮汤者宽中，芥菜叶者豁痰，紫苏叶者行气解肌，薄荷叶者清热，淡竹叶者避暑。”（《药性裁成章第七·粳米》）“梨汁疏风豁痰，蒸露治内热。藕汁研墨，止吐血、鼻衄。研桃仁，调酒，破血积。胡桃仁佐破故纸盐水糊丸，治腰湿痛如神。大枣煮汁，去渣，炼膏，救小儿脾虚胃寒不能药者。”（《药性裁成章第七·梨汁》）在运用按摩疗法方面，主张“八岁以下小儿，予戒投药。有疾，但以所宜药为细末，调香油，令人热蘸，按摩患处；或水调成膏贴之；或煎汤，用绢帛染拭，任意活法，但使药气由毛孔穴络熏蒸透达。如不能检方用药，以油润手按摩牵引，手舞足蹈，未尝不愈其疾也”（《悬壶医案章第六·八岁以下小儿》）等。在选用成药方面，主张诊治百病用黄鹤丹，妇科用青囊丸，儿科用天一丸等。

四、版本及整理校注说明

《韩氏医通》初刊于明·嘉靖元年壬午（1522年），现存明·嘉靖十一年壬辰（1532年）李坦刻本、清·乾隆丁酉年（1777年）程永培刻本、中华民国二十五年（1937年）大东书局中国医学大成本（以下简称“大成本”）、1958年上海卫生出版社（现上海科学技术出版社）本等，本次校注以清·乾隆丁酉年刻本为底本，以大成本为参校本，以尊重原著、尽量保持原貌为原则，对底本进行了标点、校勘和注释。同时原版影印了清·乾隆丁酉年程永培刻本，以便于医家著作留存和供学者、读者等研究。主要校注原则和体例具体如下：

1.底本为繁体字竖排，本次整理改为简体字横排，并加以规范的现代标点符号。

2.底本有误，据校勘依据出是非校记；底本与校本互异，义均可通，底本义胜者不出校记，校本义胜者出校记。

3.凡底本中的异体字、俗体字、古今字径改为通行简化字。通假字保留，在首处出注，并予以书证。

4.底本中的冷僻费解字予以注音，采用汉语拼音加同音字注音的方法。对费解的字和词、成语、典故等，予以训释，用浅显的问句解释其含义，力求简洁明了，避免烦琐考据。

5.底本中的方位词“右”“左”在表示“上”“下”之意时，径改为“上”“下”，不出校记。

6.底本字形属于一般笔画之误，如“日”与“曰”，“未”与“末”等，根据文意直接改正，不出校记。

7.为便于阅读，底本“韩氏医通序”改为“黎序”，“韩氏医通自叙”改为“自序”，“韩氏医通目录”改为“目录”，“韩氏医通目录毕”“《韩氏医通》卷上终”“卷下终”删去。

8.底本正文中“绪论章第一”“六法兼施章第二”“脉诀章第三”，分别统一为底本目录中“六法兼施章第二（凡四则）”“绪论章第一（凡一十一则）”“脉诀章第三（凡一十则）”。

9.目录中“齐有褚氏”，据底本正文统一为“齐有《褚氏遗书》”；目录、正文中“处方正不必多”，据文意改为“处方正不必多品”。

10.底本目录中“鹿峻”“内鹿髓”“外鹿髓”“驻颜小丹”“固本丸”“枳术丸”，分别统一为正文中的“鹿峻丸”“内鹿髓丸”“外鹿髓丸”“驻颜小丹炼法”“固本丸制法”“枳术丸烧饭法”。

11.底本古今意思相同但写法不同的字词，统一按照现今习惯写法。内容大致如下：“史君子”为“使君子”，“硃砂”为“朱砂”，“查”为“渣”，“四支”为“四肢”，“磁器”为“瓷器”，“灯心”为“灯芯”，“淮庆”为“怀庆”。

本书校注工作的顺利进行得益于家人的鼎力支持。由于校注者水平有限，错漏之处在所难免，恳请读者批评指正。

卜俊成　李　宁

2022年12月于郑州

目录

卷上（凡五章）

卷下（凡四章）

黎序

司徒郎李濡滨公循尝寄《良方类编》问予曰：部历恻人多病，欲刻简易药方以济，此帙[1]表舅以为何如？批阅之，见为俗传打老[2]等热剂，余方多峻厉不伦，未敢复书。

迩又寄《韩氏医通》曰：此旧藏欲自治者，失久今得，廪工以广之，宁无讹乎？予以公循方劳劳国计，乃切切药书，匪直自慎，更饮人以和而俱立之为也。懋哉！修途[3]占矣。

按韩氏由儒入医，且身病试术，故切理而足专门。其《素问》、气运、医案、入诊、说药等言，养亲、字幼诸方，实从医之指南，自卫之夏屋，则广之也固宜。

因念公循世好公济，序庵先生其翁也。夙昔尝传予家

① 帙（zhì 至）：一套线装书为一帙。

② 打老：一种投掷游戏。

③ 修途：长途。

验集良如千方，予分类于手辑良方中成数卷，题曰《万金平易》。盖谓冲和可富给也，俟公循续为广。

兹正《医通》抄误而序。

嘉靖壬辰岁季冬十日

瀛洲锦屏山人黎颙书于一砖桥右秀芝亭

自序

《医通》草成，几欲焚去。今年家兄命谓：先君序集有效方手泽[①]，岂容勿传！乃补葺[②]分九章凡九十五则，厘为上、下二卷。

读且数过，心动颜汗。向兄不能语者久之，而后语曰：人有定寿，医善折之，圣智不能加多也；病有气机，医每失之，造化不容无凿也。兄谓弟诚能医乎哉！

夫孔门学农圃者小之，而老氏[③]妄言罔象，又奚医之为也。是编聊为医之彻上彻下[④]语而已尔。

嘉靖改元壬午六月

朔飞霞子韩懋天爵自序

① 手泽：先辈存迹。

② 补葺：补辑。

③ 老氏：指老子。

④ 彻上彻下：贯通上下；通达上下。

卷上（凡五章）

瘦樵程永培　校

绪论章第一（凡一十一则）

飞霞子曰：天地万物

飞霞子曰：天地万物，气成形也。不位不育，病之时也。人之养气践形[1]而致中和者，医之道也。失而至于针砭药饵，第二义矣。《易·无妄》九五曰：无妄之疾[2]，勿药[3]有喜。孔子曰[4]：无妄之药，不可试也。此最上义也。得医之最上义者，气之冲，神之化，皆此身之真息以踵也。卢扁指竖子，华佗剖肠腑，白玉蟾呵瞖痌，药饵云乎哉？针砭云乎哉？

土为冲气

土为冲气，脾胃为谷气。冲气寄旺，谷气辅运，无一刻之停，此所谓真息[5]也，而以踵焉。至虚之地，气之枢而神之舍也。故曰：万物负阴而抱阳，冲气以为和。夫然后知医之造化裁成，胥此焉出矣。《易》曰：神而明之，存

---

① 践形：古代哲学术语，指体现人的天赋的品质。

② 无妄之疾：并没有妄为却得了疾病。

③ 勿药：谓可不药自愈。

④ 孔子曰：据《易》校勘，应为“象曰”。

⑤ 真息：犹真气。

乎其人。

神农尝百草

神农尝百草，虽非经见，理或有之。轩岐[①]、尹咸[②]多古书，要难尽信。《周礼》大司巫掌医卜，则医之为道也，技焉尔矣！

秦汉以前

秦汉以前，有说无方，故《内经》诸书，郑重覼缕[③]，亦多累世附会窜杂之言。汉魏而下，有方无说，非无说也，言愈多而理愈晦也。

自张、戴、李诸君子出，立法分类，原病处方，而后经旨灿然。丹溪朱彦修[④]乃能集名医之大成，尊《素》《难》如六经，以诸子为羽翼，医之为技，庶乎其显著矣！

---

① 轩岐：黄帝轩辕氏与其臣岐伯的并称。

② 尹咸：西汉汝南人，尹更始子，传父《左氏》学，官大司农；汉成帝时，为丞相史，以能治《左氏》，与刘歆共校经传；以太史令校数术。

③ 覼（luó 罗）缕：详细而有条理的叙述。

④ 朱彦修：即朱震亨（1281—1358），字彦修，元代著名医家，婺州义乌（今浙江金华义乌）人，因其故居有条美丽的小溪，名“丹溪”，学者遂尊之为“丹溪翁”或“丹溪先生”。

今之日，诸书充栋，学者望洋，安得起群公而就正，删述一番。有经、有传、有史，俾医道不沦于远泥，而有以达中和极致之功，然后为快耶！

人在气交中

人在气交中，如鱼在水，气能令人病、不病，如水能令鱼嘉与馁也。故医运化机，天地且不能违矣。况于人乎？况于鬼神乎？

五运六气

五运六气，虽准节令，久之岁差[①]。一日之间，四序实寓。学者善识天时，则一时有一时之运气，岂惟岁哉？

风土异宜

风土异宜，自然气隔。古分南、北二政，自今舆图以河界南北，而江之东、关之西可类从矣。南北云者[②]，阴阳之轨，四方之毂，八风之辐凑也。

热生风

热生风，寒生湿；风生火，湿生痰；火生暑，痰生

① 岁差：指地球自转轴长期进动，引起春分点沿黄道西移，致使回归年短于恒星年的现象。

② 南北云者：大成本为“南北元者”。

燥，乃人身中之五运六气，一息不停者，金形白色、洪声宫音之类。又身之风上[①]，而父子不能以[②]相易者，是[③]故人之禀赋，三天两地，一气流行而已。

气失其平之谓疾，疾甚之谓病。三才相因之谓机，机动之谓时。《阴符经》曰：天发杀机，移星易宿；地发杀机，龙蛇起陆；人发杀机，天地反复。又曰：食其时，百骸理；动其机，万化安[④]。又曰：三才既宜，三盗既安。呜呼！此可以契医之三昧矣乎！

医之理，可比《周易》

医之理，可比《周易》，针砭药饵，即卜筮法也。丹溪云冷生气，高阳生之，谬言。予谓冷生气是复卦䷗[⑤]，热生风是姤卦䷫[⑥]，即天根月窟之化机，《内经》所谓亢则害，承乃制者也。故王安道论曰：《易》也[⑦]者，造化之不可常者也。惟其不可常，故神化莫能以测。《易》曰：

---

① 风上：大成本为“风土”。

② 以：大成本无此字。

③ 是：大成本无此字。

④ 万化安：大成本为“万物安”。

⑤ ䷗：底本作“䷚”，今据《易》及大成本校勘，复卦应为“䷗”。

⑥ ䷫：底本作“䷀”，今据《易》及大成本校勘，姤卦应为“䷫”。

⑦ 也：大成本无此字。

一阴一阳之谓道，阴阳不测之谓神。世之工医卜而自小焉者，何也？

自开辟来

自开辟来，五气乘承，元会运世，自有气数，天地万物所[1]不能逃。近世当是土运，是以人无疾而亦疾，此与胜国时多热不同矣。如俗称杨梅疮，自南行北，人物雷同。土湿生霉，当曰霉疮。读医书五运六气、南北二政，何以独止于一年一时，而顿忘世运会元[2]之统耶？

宋儒谓

宋儒谓为人子者，不可不知医，又谓不为良相，当为良医，惜人不能以皆能也。则东坡苏氏有言：择医之特出者，先告以病状，然后使脉以合之。吾但欲愈吾之病尔，何必考其术。此深得用医之法。然医书有望、闻、问、切

① 所：大成本作“举”。
② 会元：时间单位，积三十年为一世；积十二世为一运；积三十运为一会。一会等于10800年；一元等于129600年。大成本作“元会”。

之说，被近世熊宗立[1]者妄注，予乃为六法兼施之案，庶几尽神圣工巧之用云。

六法兼施章第二（凡四则）

式云

式云：某处有某人，某年月日，填医案一宗。

望形色

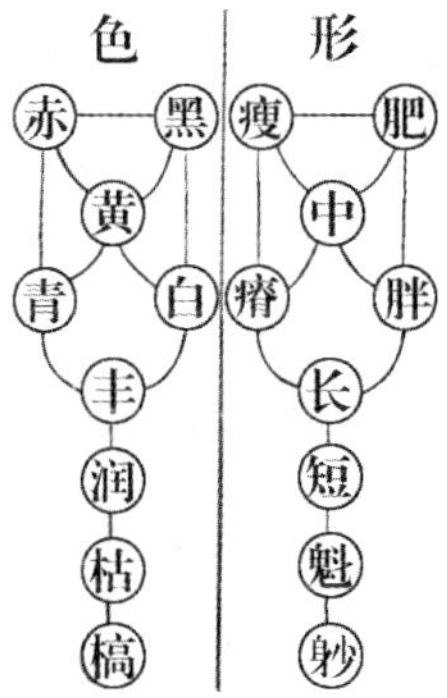

① 熊宗立：（1409—1482），字道宗，号道轩，别号勿听子，明代著名医家，福建建阳崇化里熊屯人。熊宗立出生于医学世家，先从其祖熊鉴（彦明）学医，后又随刘郯学习校书、刻书、阴阳、医卜之术，深得奥旨。壮年后，结合自己的祖传医术，从事医疗和医书的撰著、校注、刻印工作，著有《名方类证医书大全》《勿听子俗解八十一难经》等。

闻音声

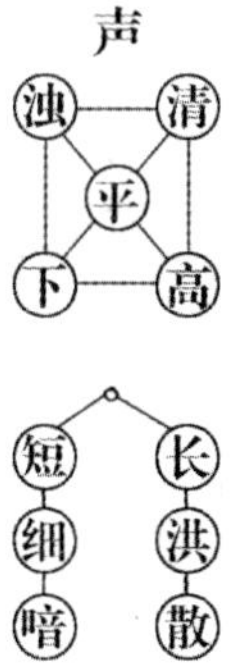

问情状

何处苦楚？何因而致？何日为始？昼夜孰甚？寒热孰多？喜恶何物？曾服何药？曾经何地？

切脉理

左部：寸，浮本位，中取，沉候；关，浮取，中候，沉本位；尺，浮候，中取，沉本位。

右部：寸，浮本位，中候，沉取；关，浮取，中本位，沉候；尺，浮应上焦，中应右关，沉应肝肾。

论病原

某人素禀孰盛？其病今在何类？标本孰居？毕竟何如？服药宜如何将息？病疾沉疴痼今在何际[1]？

---

① 病疾沉疴痼今在何际：大成本此句后有注“按：此句是论吉凶顺逆，易治难治”。

治方术

主治用何法？先后用何方？

六法者

六法者，望、闻、问、切、论、治也。凡治一病，用此式一纸为案。首填某地某时审风土与时令也；次以明聪望之、闻之，不惜详问之，察其外也；然后切脉、论断、处方，得其真也。各各填注，庶几病者持循待续，不为临敌易将之失，而医之心思既竭，百发百中矣。

予既立兼施式

予既立兼施式，有刑名家过而言曰：望、闻即两造具备，察言观色之时，问而笔之供词也，切则考鞫[1]亲切，而论治为招判发落矣。其言虽谑，足以解惑云。

或曰六法

或曰：六法兼施，得无琐琐乎？予应之曰：医药，人之司命；为谋弗忠，非仁术矣。病有不治之条，医有刲股[2]之念，诚如是而不捄[3]焉？彼虽命尔，吾犹以为未精吾技而

① 鞫（jū 居）：审问。

② 刲（kuī 亏）股：指割大腿肉。割股疗亲，古以为孝行；割股祭祀，则表示崇敬之至。

③ 捄（jiù 旧）：同“救”。

误于人人也。若夫轻疾小恙，虽不填案可也，畏其琐而并弃之，非予志矣。

脉诀章第三（凡一十则）

脉诀

脉诀：左寸下指法如六菽[1]大豆也之重仍以其人之肥瘦为别为心本位在指项为阴为心，在指节为阳为小肠，余皆仿此，五菽以下、七菽以上皆心与小肠络脉也；关以十二菽为肝胆本位；尺以至骨为肾、膀胱本位。右寸三菽为肺、大肠本位；关以骨肉之间为脾胃本位；尺以盛弱分男女，而以浮中沉分上中下三焦也，皆本脉也；余络脉并仿前例推之。

浮大而散

浮大而散，心之平；弦而长，肝之平；按至骨，举指来疾而实者，肾平也；肺平浮涩短；脾胃平缓而满指。凡下指本位不平，便可寻详病情矣。

① 菽（shū 书）：豆类的总称。

切脉至右尺部

切脉至右尺部，必两手并胗[1]消息[2]之。取三焦应脉，浮为上焦，与心肺脉合；中为中焦，与脾胃合；沉为下焦，与肝肾合。六合[3]则气必乱而脉不真，须再切也。盖此部命门之火，系于心包，而三焦之位，实在五脏部位之中虚处，一气流行，绵绵不息，所谓呼吸之根，性命之蒂也。男子喜满指沉实，似弱而无数滑；女人喜满指浮泛，似盛而不伏涩，故云女人反此背看之，尺脉第三同断病。

高阳生

高阳生，五代时人，著[4]《脉诀歌括》，托为王氏叔和。而今本杂以洁古[5]伤寒脉入式歌，又被熊宗立妄注，大为俗学之疑。叔和，晋人，自有《脉经》，尚复牴牾[6]，大段古书难尽信也。

---

① 胗：同“诊”。

② 消息：斟酌。

③ 六合：大成本为“不合”。

④ 著：大成本为“著为”。

⑤ 洁古：即张元素（1131—1234），字洁古，易州（今河北易县）人，金代著名医家，中医易水学派创始人，故又称张易水，曾师从刘完素；著有《医学启源》《脏腑标本寒热虚实用药式》等。

⑥ 牴牾：抵触；矛盾。

脉家书甚多，要不出七表、八里、九道之外，求脉之明，为脉之晦。独滑伯仁氏[1]《诊家枢要》以浮、沉、迟、数、滑、涩六者为提纲。予补以有力、无力二者。丹溪以血、气、痰、火[2]为病之提纲，则脉滑在血分，而有余为痰，凡有形者从之；涩在气分，而有余为火，凡无形者从之。

浮在表，沉在里非三部九候之浮沉，此为脉势，彼为指法；迟为寒，数为热；有力为实，无力为虚。执此提纲，脉可得而明矣。

《入式歌括》

《入式歌括》是以伤寒脉为例而作，不然，阳弦头痛定无疑，凡弦脉皆头痛乎？

《脉经》谓

《脉经》谓性急人脉急，缓人脉缓。夫脉者，气血之运行于呼吸者也。血禀偏胜必多缓，阴之静也；气禀偏

① 滑伯仁氏：滑伯仁即滑寿（1304—1386），字伯仁，一字伯本，号撄宁生，元代著名医家，原籍河南襄城，先迁仪真（今江苏仪征），后迁居余姚（今浙江余姚），著有《诊家枢要》《十四经发挥》等。

② 火：大成本为“水”，据文意校勘，“水”为误。

胜必多急，阳之躁也。以此论其血分、气分孰为不足，可也，岂情性之谓哉？

重大之病

重大之病，一日三脉多变，难治。沉疴日日脉不移，难治。痼疾岁月不改，难治。本脉皆平，络脉否者，宜攻击之。却未有本脉病而络脉独平者也。

伏经脉最难求

伏经脉最难求，如积热之久，脉反沉细，而外证又寒，苟非兼施之法，何可得也？世俗讳疾[1]试医，医复讳情妄臆，而豪贵妇女，往往不得望、闻，岂不大错？

初学切脉

初学切脉，覆药罗，画三部于绢上，教者[2]衬以琴弦验弦，以小粟验滑，以刮竹痕验涩，以截葱管验芤，以败絮验濡。任意手法，令学者轻重按之，消息寻取，久之自真。《脉诀》七表八里图形是也。

齐有《褚氏遗书》

齐有《褚氏遗书》谓：女脉逆行，右尺为心，左为

① 疾：大成本作“病”。
② 教者：底本作“数者”，今据大成本校勘。

肺。盖以地道右转，女生于申，推论其意尔！夫天地男女，气而已。气有动静，故有迟速、顺逆、左右之别，其实非二也。诸脉书皆无此说，夫有所受[1]之耶？抑丹溪诸公未见其书耶？

处方章第四（凡七则）

男八岁至六十四

男八岁至六十四，女七岁至四十九，即大衍自然之数。有病者主精血，过此以往，有消无息，是为老人，宜专调气，不可以病例治矣。然自浇漓[2]以来，男尤先凋[3]，故四十、五十，即中寿之年，雅宜补剂。壮年色劳者，惟退热不必补。孀尼不能无情，怨旷多情，先散其郁。而凡病久者，必循行经络，反从其邪，然后对症。此皆病情之肯綮[4]，处方之心印也。

① 受：通“授”，教授；传授。大成本作“授”。

② 浇漓：浮薄不厚，多用于指社会风气浮薄。张浩良注解为“引申作男女婚媾”。

③ 凋：大成本作“凋”。

④ 肯綮（qìng 庆）：指筋骨结合的地方，比喻要害或关键之处。

论病必分

论病必分兼经、专经、错经、伏经，始有宾主，而后分标本以处方。兼经并发，如两感；专经独发，如太阳表证；错经乱发，如狐惑；伏经反发，如热极似冰。

诸病处方

诸病处方遵古法，仲景外感，东垣内伤，河间攻击，丹溪之大成，以为典要。以运气、风土、禀赋为之权衡。且如朔漠[①]之人，有《惠民局方》，多辛热脑麝之剂；北人本气自寒，食专腥膻，与之宜也。丹溪僻处东南，辨论不置。予尝比病为《易》卦，方为爻辞，占者有吉凶悔吝[②]之殊，夫然后医不执方之义明矣。

阅古方

阅古方，必如亲见其人禀赋与当时运气风土，始可以得作者之意。有可为典要者，处方之起剂[③]也；有一时权衡者，处方之参考也。全在真知药性，灼见病情。予每以夜央[④]跏坐[⑤]，为人处方，有经旬不能下笔者。

---

① 朔漠：北方沙漠地带，有时也泛指北方。
② 悔吝：灾祸。
③ 起剂：大成本作“律令”。
④ 夜央：犹夜阑。
⑤ 跏坐：结跏趺坐，即双足交叠而坐。

病如橐[①]，方如龠[②]

病如橐，方如龠，万龠一橐，反为橐害矣。世有经验一方，而递相偶中者，遂不自审度而轻用之，何也？

君臣佐使之外

君臣佐使之外，有一标使。如剂中合从辛以达金，则取引经一味，辛者倍加之，故其效速。

处方正不必多品

处方正不必多品，但看仲景方，何等简净！丹溪谓：东垣多多益善。岂医固有材耶？

家庭医案章第五（凡五则）

先府君[③]

先府君自成化丁酉征蛮感雪致脚气，夏亦暖韈[④]。宏

① 橐（tuó 陀）：一种口袋。

② 龠（yuè 月）：古代容量单位。

③ 先府君：亡父的尊称。

④ 韈（wā 挖）：古同“袜”，袜子。

治戊午任东路将台，有先夫人[1]之哀，增剧。儿悫始留心医学，师表舅氏华恒岍、金华王山人，以事吾亲，以自养[2]胎病，以施试于众人，粗若有得。

一日，府君命史录日常汤药之方成集，赐名曰《韩氏有效方》，亲为之序，儿谨藏之。岁己巳，儿孤矣。荏苒星霜，儿忘哀矣！手泽之悲，天荒地老。戊寅之夏，伯兄苍雪翁偶见而复序之，且并兄嫂试尝方案[3]，续为三卷，仍旧名，缮本藏于家。

窃伏自念悫之不肖，事亲从兄，不能立乎其大者，而区区偶然，重蒙赐录如此，悲感何胜！谨奉移文序于下，而略其方云。

《韩氏有效方》序

愚禀质气弱，自幼多病，窃禄三十余载，虽蛮烟瘴地，无不供事。迨宏治丙辰齿落，至今去者其五，自是而后，须发渐白，衰弱愈侵，已尝陈情告休，第当途者不允。今虽强勉视政，奈何精神不逮。

次子悫随在边任，专汤药之侍。以其用药粗知，乃请

① 先夫人：亡母的尊称。
② 养：大成本作“差”。
③ 案：大成本作“集”。

泸卫华正科来宦邸诊脉，或制丸，或咀散吞之、饮之，无不疗。厥后，华闻父忧归去，丞自为之制咀，疾但举发，汤药之饮，无有不效。则丞专志医道，吾之衰朽赖焉。

宏治庚申七月八日，疾又大作，不能视政。丞远游小河，军医庸劣，不能知其药味，恐君臣佐使失宜，反遭其害。吾在病榻中以所患病症书报与丞，且备说与第五子恕，检丞平昔所注方药，依法修制。初服二帖；二服三帖；三服一帖，减去琥珀；四服初服之剂一帖，大觉十退八九。

七月二十九日，丞得书知病，欲走不及，先具药方，曰加味六黄汤，曰清气饮子，曰参茯半夏汤，曰加减三和散，曰醒脾汤，曰泻白散，曰齿疼噙药，曰归苓分痛散。其制法、加减、数目、分两，一分备录。凭首服加味六黄汤，连三帖，愈加大好。至八月初九日，又服归苓分痛散，历历有效。以地方为虑，于十一日视政。

噫！仰戴覆载[1]之恩，育养之仁，残喘多病，幸有子职汤药，得以调摄。不泯用药有效之功，编录成集，名曰《韩氏有效方》，并以记岁月云。

旹[2]宏治庚申仲秋之吉石隐翁书于小河将台

---

① 覆载：比喻帝王的恩德。

② 旹（shí 十）：同“时”。

书《有效方》后

舍弟忞远游，予亲药裹，检医书，偶见先总兵府君在东路日集忞所呈方，自序于前，标抹有手泽焉。涕泗交下，连日不成寝食。呜呼！医之术欲以寿人也，而愚兄弟不能寿吾二亲，易箦[1]日以场屋，以此恩不在侧。呜呼！尚何医之为也？尚何医之为也？然先人手泽，不可泯也。谨命弟恕念编次，列为上卷；取尝集治愚夫妇并奇效方附其中下，刊以传之。

忞在群子弟中，最[2]明敏。受胎时，先夫人病疟，生甚羸。辛酉，病痰席舍下，学医荣昌华氏、金华王氏，得武夷仙翁黄鹤老人启其精微。北遡[3]时，变易姓名为白自虚，号飞霞子，游走半天下，医颇驰名“白飞霞”云。

正德戊寅六月之吉四川都司署都指挥佥事致仕韩恩书

兄雪翁

兄雪翁素禀脾燥肝偏，脉多弦长，左大而右弱，非即事亲治家，两居患难，频切丧哭，故年四十，始仕已衰；

① 易箦（zé 泽）：更换床席，指人将死。

② 最：大成本作“最为”。

③ 遡：同“溯”。

戎马六年，食禄才四年有奇尔。岁丙子乞骸[1]旋里，而悉亦归自远游，侍病火汤药。有间[2]，复遭诬狱，忿恚，背发疣如豆，几至危顿。小丹人乳，疣无虞。今年忽被诏起，乃上疏云：赖弟韩悉折肱成医，百端救疗。

嫂淑人素苦不育，血甚虚。甲子岁，悉侍亡阳之疾之时，兄嫂储予子为嗣，客尚有为是危言阻止者，不意翁顷岁著直说二条，将以刊先君赐集也。秖[3]今二老眉寿[4]，两郎玉立，固德征尔。弟何预？弟何预？用录所著于此，备医案云。

直说

三弟丧，予哭之哀成疾，饮食全绝，筋骨百节、皮肤无一处不痛，而腰为甚。一医云：肾虚宜补。一医云：风寒宜散。四弟告吾妻曰：兄亦危矣，其脉涩，正东垣先生所谓非十二经中正疾，乃经络奇邪之疾，必多忧愁郁抑而成。若痰上，殆矣！补则滞其气，散则耗其气，兄决不保。小子专主清燥汤，惟嫂张主。吾妻誓曰：叔非误兄者。遂连进三瓯，不以告予也。予遂困，睡至五鼓，无

---

① 乞骸：旧称大臣辞职，言使骸骨得归葬乡土。

② 有间：疾病稍稍减轻。

③ 秖：古同“祇”，仅仅。

④ 眉寿：长寿，高寿。

瘀，觉少解，自恐不保，讴诗留别。弟闻声，请曰：何如？予曰：似解。脉之，果去十之三。专主清燥汤而加减之，十剂而愈。

予平贼后，在官守，但觉头重眼昏，耳聋牙痛，便脚如不着地，绝无知为何疾者。致仕归，四弟亦自北归。一日，予梳洗毕，腹痛，少间，手足俱不能举。弟脉，惊曰：兄素无此疾，何以致此？盖平生心劳，近数年从征，形亦劳矣，此火症也。检《玉机微义》[①]，予始一一知之。期辛散之剂十帖，弟恐有消渴、痿痹、疮疡之患，移居江园。弟每夜半自煮药，候予醒进之，屏喧哗静坐，果十剂，耳如人呼，体如虮虱，发痒成疙瘩，然后知头在我而脚踏地，亟入山静养之。

偶以不得致仕文移，怒火一发，遂渴如欲狂者，一日瓜、梨、泉水无计。弟之天[②]曰：此非草木之药可扶矣。不恤物议，偏求人乳，日进十盏，旬余渴减。

---

① 《玉机微义》：元末明初医家徐彦纯撰，刘宗厚续增。徐氏原著书名为《医学折衷》，立论以《黄帝内经》为本，旁采金元诸家学说以阐析中风、痿证、伤风等十七门；刘氏除对徐氏原撰十七门病证内容有所补充外，又仿其体例续增咳嗽、热、火等共三十三门，改名《玉机微义》。全书以内科杂病为主，证方俱备，流传颇广，影响亦大。

② 之天：大成本作“告”。

又偶以家事发怒，手足不举，如一软物，卧四日，乃服乳无算而瘥。脉之，心经涩。曰：疮作矣，幸不生大毒。患马眼脓疥，八阅月乃止，能徒步登山。再以驻颜小丹助之，遂完复如少时。

近年惟脾胃不壮，又以冲和丸食后服。吁，可悲哉！非舍弟，吾死矣！夫因念士夫中多心劳，有如区区火证者，此药方不可不知也，遂表集以传云。

正德戊寅端午日雪翁识

山妻

山妻年三十余，十八胎，九殰[1]八夭。会先君松潘难作，贱兄弟皆西奔，妻惊忧过甚，遂昏昏不省人事，口唇舌皆疮，或至封喉，下部虚脱，白带如注。如此四十余日，或时少醒，至欲自缢，自悲不能堪。医或投凉剂解其上，则下部疾愈甚；或投热剂，及以汤药熏蒸其下，则热晕欲绝。四弟还，脉之，始知为亡阳证也。大哭曰：宗嗣未立，几误杀吾嫂。急[2]以盐煮大附子九钱为君，制以薄荷、防风，佐以姜、桂、芎、归之属，水煎，入井冰冷与

---

① 殰（dú 读）：胎儿死在腹中。

② 急：大成本作“即”。

之。未尽剂，鼾鼻熟睡通宵，觉即能识人。时止一嗣子二女，相抱痛哭，疏戚皆悲。

执友赵宪长惊曰：君何术也？弟曰：方书有之，假对假、真对真尔，上乃假热，故以假冷之药从之；下乃真冷，故以真热之药反之。斯上下和而病解矣。

继后主以女金丹，错综以二三方，不但去其病，且调治元气。庚午生一子，今应袭也。壬申生一子。去年又患疟疾十三月[①]，亦主以养元气、调生气，待饮食大进，然后劫以毒药，吐下块物甚多，授以附子汤三钱而愈。不责效旦暮间。

其用女金丹，即胜金丸也。得之异人，倍加香附；而视气血之偏者，又加姜黄、条芩，倍川芎之属，取效甚多。予念无子者，往往有之，翻思予得子之难，其苦何如？乃次第录其方并女金丹，以济人云。

雪翁识

① 月：大成本作“日”。

卷下（凡四章）

瘦樵程永培　校

悬壶医案章第六（凡一十五则）

予在胎

予在胎，为女医误。生来略具人形，无病不历，无日不药。太夫人妊疟，多病，早弃养[①]，固不孝之奉累也。岁辛酉，病作席舍，死而复苏。父兄乃诉罢生员业，既而走家难，技医给旅，重游南北。慨惟病躯，又为人谋夫康宁，亦罔也。

职此之由，得尚友天下，而缙绅人豪，往往恕予疏狂，与之诗酒药物，似未为此生之不遇矣。或曰：子之医道，市井寻常间恐未尽解。惟士大夫孰无慎疾之心，而亦有感子之愈其亲、活其幼者，何必孜孜入山之念也。予不对。

然予素贫，凡赎药之余，仅了婚嫁。尝思厚禄故人，恒饥稚子之叹，固与成都卖卜、道旁卖履者有间矣。是以悬壶医案滋多，今姑记其要领于后。

三士人求治其亲

三士人求治其亲，高年咳嗽，气逆痰痞，甚切。予不

① 弃养：父母逝世的婉词，谓父母死亡，子女不得奉养。

欲以病例，精思一汤，以为甘旨[1]，名三子养亲汤，传梓四方。

有太史氏为之赞曰：夫三子者，出自老圃，其性度和平芬畅，善佐饮食奉养，使人亲有勿药之喜，是以仁者取焉。老吾老，以及人之老，其利博矣。《诗》曰：孝子不匮，永锡尔类。此之谓也。

两在北方

两在北方，遇夏秋久雨，天行咳嗽、头痛，用古方益元散滑石五两[2]，甘草一两，姜、葱汤调服，应手效。日发数十斤，经以彻夜。此盖甲巳土运湿令，痰壅肺气上窍，但泄其膀胱下窍而已，不在咳嗽例也。

戊年楚春瘟

戊年楚春瘟，人不相吊。予以五瘟丹投泉水，率童子分给，日起数百人。

朝贵有东南人

朝贵有东南人，素畏热药。病痰，辄云火痰，加芩、

① 甘旨：指对双亲的奉养。

② 滑石五两：益元散出自《宣明论方》，据该书校勘，滑石为“六两”。

连。一日，冬雪寒冽，眩呕以死。予以黑附子一片、砒一分，春入姜汁劫之，大吐；又服暖药一剂而愈。此盖地气束人，岂可拘执自误？况痰生于湿，湿生于寒乎！

一士人肥形白色

一士人肥形白色，因《明医杂著》[1]所载补阴丸，以为人皆阴不足，服至数年，胖至短气。予反之以霞天膏，入辛热剂，决去滞余，而燥其重阴，然后和平无恙。此则未达方书，而往往自误，不可不戒也。

贵人鼻中肉赘

贵人鼻中肉赘，臭不可近，痛不可摇，束手待毙。予但以白矾末加硇砂少许吹其上，顷之化水而消；与胜湿汤加泻白散，二帖愈。此厚味拥湿热，蒸于肺门，如雨霁之地突生芝菌也。治此等病颇多，人每称奇，不知只此理尔[2]。

凡沉疴痼疾

凡沉疴痼疾，癫狂风痫，痞积疮疡，一切有形之病及妇人癥瘕，皆用霞天膏，投所宜煎剂，汗、吐、下攻去污

---

① 《明医杂著》：明代医家王纶所撰的综合性医著。

② 尔：大成本作“耳”。

败虫物，无不成功。颇有独得之妙，如斫轮[1]云。

瘫痪、蛊证

瘫痪、蛊证，年浅元脉[2]未尽伤者，亦以霞天膏八两证煎剂攻治，湖海中曾起十余人。近时霉疮，亦以膏入防风通圣散治愈。别著《杨梅疮论治方》一卷、《滇壶简易方》一纸，为远近所传，用者辄效。

治色劳

治色劳，先以古方地仙散薄荷叶、地骨皮、防风、甘草梢、乌梅肉各等分煎剂退潮热；次以外鹿髓丸摩其腰，渐以内鹿髓或鹿峻[3]之丸复其元，其功颇烈。奈何鹿品难办，不过循葛可久《十药神书》而斟酌之耳。

八岁以下小儿

八岁以下小儿，予戒投药。有疾，但以所宜药为细末，调香油，令人热蘸，按摩患处；或水调成膏贴之；或煎汤，用绢帛染拭，任意活法，但使药气由毛孔穴络熏蒸透达。如不能检方用药，以油润手按摩牵引，手舞足蹈，

---

① 斫（zhuó 卓）轮：指斫木制造的车轮，后比喻经验丰富、水平高超的人。

② 元脉：大成本作“元气”。

③ 峻（zuī 樶）：同“朘”，男子生殖器。

未尝不愈其疾也。

将养小儿

将养小儿，制七味保婴汤，以应汤饮。家兄刊而论曰：幼幼之心，人所易发；老老之心，人或昧焉。长长者，宜乎寡矣。使爱亲如子，信人子尽曾参矣，又如司马君实爱兄如父焉。予不能不三叹乎著方之余也。

悬壶轻赍[1]

悬壶轻赍：百病黄鹤丹、妇人科青囊丸、小儿科天一丸，随宜引用。人见小效，疑有异常，探索不已，殊可笑也。今并著他章，用之者当思法外意云。

古针法

古针法似与今者不同，予有志而无师授，而今者未之学焉。古砭无传，今之灸赖有精者。予尝加药末入艾为炷，且以人气煨养灸痕，恐不可为典要，故不著。曾见贵人有木枴按节法，其亦砭之遗意欤？

治殊方

治殊方：白虎历节风，久卧，尚巫而不能药者，以霞

① 轻赍（jī 儿）：便于携带。

天膏和白芥末[①]作墨书字，入水，顿服一缶[②]，吐利交作，去胶痰[③]、臭汁数斗而起，谓予之符水有神。因意[④]古有祝由科，全赖巫觋[⑤]，莫亦仁人出奇以活人，而遂失真者耶。并记吾过于此。

药性裁成章第七（凡一十二则）

药有成性

药有成性，以材相制，味相洽而后达。夫药[⑥]性，古书备本草，括[⑦]《汤液》《珍珠》诸篇，予不能悉记也。而二五之升沉，咸苦辛酸甘者，触物在焉。姑列凡数，可推其余。

---

① 白芥末：大成本作“百芥子末”。

② 缶（fǒu 否）：古代一种大肚子小口的盛酒瓦器。

③ 痰：大成本作“涎”。

④ 意：大成本作“思”。

⑤ 巫觋（xí 习）：古代称女巫为巫，男巫为觋，合称“巫觋”，后亦泛指以装神弄鬼替人祈祷为职业的巫师。

⑥ 药：底本作“病”，今据大成本校勘。

⑦ 括：底本作“栝”，今据大成本校勘。

标病攻击

标病攻击，宜生料，气全力强；本[1]病服饵，宜制炼调剂。大成[2]病在光气[3]，宜醇淡。味性纯一，醇也；出五味外，淡也。大[4]羹元酒（疑有缺文）。

人参炼膏

人参炼膏，回元气于无何有之乡，王道也。黑附子回阳，霸功赫奕。甘草调元，无可无不可。

当归主血

当归主血分之病，川产力刚可攻，秦产力柔宜补。凡用本病酒制，而痰独以姜汁浸透，导血归源之理。熟地黄亦然。血虚，以人参、石脂为佐；血热，以生地黄、姜黄、条芩，不绝生化之源；血积，配以大黄。

妇人形肥，血化为痰，二味姜浸，佐以利水道药。要之，血药不容舍当归，故古方四物汤以为君，芍药为臣，地黄分生熟为佐，川芎为使，可谓典要云。

① 本：底本作“水”，今据大成本校勘。
② 大成：大成本本作“大凡”。
③ 光气：灵异之气。大成本作“元气”。
④ 大：大成本作“太”。

香附主气

香附主气分之病，香能窜，苦能降，推陈致新，故诸书皆云益气，而俗有耗气之讹，女科之专，非也。治本病略炒，兼血以酒煮，痰以姜汁，虚以童便浸，实以盐水煮，积以醋浸水煮。

妇人血用事，气行则无痰。老人精枯血闭，惟气是资。小儿气日充，形乃日固。大凡病则气滞而馁，故香附于[1]气分为君药，世所罕知。佐以木香，散滞泄肺；以沉香，无不升降；以小茴香，可行经络；而盐炒则补肾间元气。

香附为君，参、芪为臣，甘草为佐，治气虚甚速。佐以厚朴之类，决壅积；棱、莪之类，攻其甚者。予尝[2]避诸香药之热，而用檀香佐附，流动诸气，极妙。

痰分之病

痰分之病，半夏为主。脾主湿，每恶湿；湿生痰，而寒又生湿，故半夏之辛，燥湿也。然必造而为曲，以生姜自然汁、生白矾汤等分，共和造曲，楮叶包裹，风干，然后入药。

---

① 于：底本作“干”，据文意及大成本校勘。

② 尝：大成本作“常”。

风痰，以猪牙、皂角煮汁，去渣，炼膏如饧，入姜油[1]。火痰黑色，老痰如胶，以竹沥或荆沥入姜汁；湿痰白色，寒痰清，以老姜煎浓汤，加煅白矾三分之一如半夏三两、煅矾一两，俱造曲如前法。

予又以霞天膏加白芥子三分之二，姜汁、矾汤、竹沥造曲，治痰积沉痼者，自能[2]使腐败随大小便出，或散而为疮，此半夏曲之妙也。古方二陈汤以此为君，世医因辛，反减至少许；而茯苓渗湿，陈皮行气，甘草醒脾，皆臣佐使，而反多其铢两，盖不造曲之过。

观法制半夏，以姜、矾制辛，即能大嚼是也。佐以南星，治风痰；以姜汁酒浸炒芩、连及瓜蒌实，香油拌曲略炒之类，治火痰；以麸炒枳壳、枳实，姜汁浸蒸大黄、海粉之类，治老痰；以苍术、白术俱米泔、姜汁浸炒，甚至干姜、乌头，皆治湿痰。

而常有脾泄者，以肉豆蔻配半夏曲，加神曲、麦芽作丸，尤有奇效。厚养之人，酒后多此，而苦痰为病者，十常八九也。方书谓：天下无逆流之水，人身有倒上之痰。气乱血余化而为痰，故治痰以行气杀血为要。

---

① 姜油：大成本作“姜汁”。
② 自能：大成本作“自然”。

火分之病

火分之病，黄连为主。五脏皆有火，平则治，病则乱。方书有君火、相火、邪火、龙火之论，其实一气而已。故丹溪云：气有余，便是火。分为数类。凡治本病，略炒以从邪，实火以朴硝汤，假火酒，虚火醋，痰火姜汁，俱浸透炒；气滞火以茱萸，食积泄黄土，血癥瘕痛干漆，俱水拌同炒，去萸、土、漆；下焦伏火，以盐水浸透拌焙；目疾以人乳浸蒸，或点或服。

生用为君，佐官桂少许，煎百沸，入蜜，空心服，能使心肾交于顷刻。入五苓、滑石，大治梦遗。以土、姜、酒、蜜四炒者为君，使君子为臣，白芍药酒煮为佐，广木香为使，治小儿五疳。以茱萸炒者，加木香等分，生大黄倍之，水丸，治五痢。以姜汁、酒煮者为末，和霞天膏，治癫痫、诸风、眩晕、疮疡，皆神效。非彼但云泻心火，而与芩、柏诸苦药例称者比也。

予治沉疴

予治沉疴，先循经络者，即诸古书所载引经报使药，贵识真尔。如心经，以人参益气，石脂补血，朱砂镇火，天竺黄去痰，泽泻泻热；而莲肉、茯神、赤茯苓、远志、益智、酸枣之属，利心窍以安神识。中间制炼，如以苦焦之味达本经，咸引所畏，辛避所胜，酸益其母，而甘泄其子，皆裁成药性之道。

粳米

粳米造饭，用荷叶煮汤者宽中，芥菜叶者豁痰，紫苏叶者行气解肌，薄荷叶者清热，淡竹叶者避暑。造粥则白粥之外，入茯苓酪者清上实下，薯蓣粉者理胃，花椒汁者辟[1]岚瘴，姜、葱、豉汁者发汗。与夫古方羊肾、猪肾之类，无非药力也。

一人淋，素不服药。予教以专啖粟米粥，绝他味，旬余减，月余痊，此五谷治病之理。

梨汁

梨汁疏风豁痰，蒸露治内热。藕汁研墨，止吐血、鼻衄。研桃仁，调酒，破血积。胡桃仁佐破故纸盐水糊丸，治腰湿痛如神。大枣煮汁，去渣，炼膏，救小儿脾虚胃寒不能药[2]者。莲肉作末，苏噤口痢。柿蒂加杵头糠[3]，止转食。凡此，予以应骄习之家，亦五果治疾之理。

① 辟：大成本作“解”。
② 药：大成本作“食”。
③ 杵头糠：指舂谷杵头上粘着的糠末。

韭白

韭白愈淋，子涩精。大葱汁和五倍子末涩虚脱之痢，非虚脱不[1]用。苋煮汁愈初痢。萝卜风干愈伤食嗽。白扁豆益脾清暑。蒜汁煮香附，加荜茇、大黄，治瘴乡中毒。诸菜俱能治病，贵专啖尔。

黄牛肉

黄牛肉补气，与绵黄芪同功。羊肉补血，与熟地黄同功。猪肉无补，而人习之化也。惟连贴[2]于脾，肚于胃，腰子于肾，脊髓于骨，心于血，可引诸药入本经，实非其补。鹿则全体大补，异时每欲以肉汁炼膏，如霞天膏、小刀圭之法，恨不多得。黄牛连贴，用朴硝作脯，消痞块。骨髓煎油，擦四肢之损。

禽则鹅善疏风；鸡稚补损，老作羹起衰。虫则蜣螂[3]裹烧熟，与儿食，治疳；蚋[4]皮作丸，大治惊痫疳痢，以上予治厚养之人多用之，亦从其化也。

---

① 不：大成本作“不可”。

② 贴（gǔ 古）：同“贾”，招引。大成本作“贴”。

③ 蜋：同“螂”。

④ 蚋（ruì 芮）：昆虫，体长 2~5 毫米，黑色，头小，触角粗短，复眼明显，翅阔透明，吸食人畜的血液。幼虫头部方形，尾部稍膨大，生活在水中。

独犬之壮阳，俗夫所尚。古方戊戌酒，盖为虚寒病设尔。或云：士无故不杀犬豕，则古人以羞于珍矣。意者，黄、黑二色，足补脾肾，亦可如小刀圭法为之，以治虚怯劳瘵，而戒恣欲之非，价廉工省，可济贫乏云[①]。

方诀无隐章第八（凡二十二则）

三子养亲汤　此方自制，说见六章。

紫苏子主气喘咳嗽　**白芥子**主痰　**萝卜子**主食痞兼痰

上三味，各洗净，微炒，击碎，看何证多，则以所主者为君，余次之。每剂不过三钱，用生绢小袋盛之，煮作汤饮，随甘旨代茶水啜用，不宜煎熬太过。若大便素实者，临服加熟蜜少许；若冬寒，加生姜三片。

霞天膏　此方即倒仓古[②]法，传自西域。有人指予投煎剂治痰，而遂推广之。

黄牯牛一具选纯黄肥泽无病才一二岁者

上洗净，取四腿项脊，去筋膜，将精肉切成块子（如

① 可济贫乏云：大成本在此后有“按：蜣螂当是螳螂，蚋皮当是蛔皮。史惠生按：小儿疳积，腹大便泻，当以蟑螂炒香与食，颇效”句。

② 古：大成本无此字。

栗大），秤三十斤或四五十斤，于静室，以大铜锅无则新铁锅加长流水煮之，不时搅动；另以一新锅煮沸汤，旋加，常使水淹肉五六寸，掠去浮沫，直煮至肉烂如泥，漉去渣，却将肉汁以细布漉小铜锅，用一色桑柴文武火候，不住手搅，不加熟水，只以汁渐如稀饧，滴水不散，色如琥珀，其膏成矣此节火候最要小心，不然坏矣。

大段每肉十二斤，可炼膏一斤为度，瓷器盛之，是名霞天膏也。用调煎剂，初少渐多，沸热自然溶化。若用和丸剂，则每三分搀白面一分，同煮成糊或同炼蜜[1]，寒天久收，若生霉，用重汤煮过；热天冷水窨之，可留三日。

鹿峻丸 以下四方，王师秘授。峻 音催，尊虽切，赤子阴也，见《老子》。

鹿禀纯阳，一名斑龙。峻者，天地初分之炁[2]，牝牡[3]相感之精也。医书称鹿茸、角、血、髓，大补益于人，此峻则入神矣。其法，用初生牡鹿三五只，苑囿驯养，每日以人参煎汤，同一切药草，任其饮食。久之，以硫黄细末和入，从少至多。燥则渐减，周而复始。大约三年之内，一旦毛脱筋露，气胜阳极，却别以牝鹿隔苑诱之，欲交不

① 炼蜜：大成本作“炼蜜调匀”。
② 炁：古同“气”。
③ 牝牡：阴阳；男女。

得，或泄精于外，或令其一交，即设法取其精，收置瓷器，香粘如饧，是为峻也。

随人所宜补药，古方如八味地黄丸、补阴丸、固本丸之类。以此峻加炼蜜三分之一，同和丸剂，或以和鹿角霜一味为丸，空心盐酒送下，用起虚瘵危疾尤捷。予之胎羸，赖此载[1]造，愿与人人共焉[2]。

斑龙宴

此鹿不拘初生，但驯养牡鹿或一二只，每日煎人参一两汤饮之，渣和草料饲之。每用，预夜减食，次晨空心，以布缚鹿于床，首低尾昂，用三棱针刺眼大眥[3]前毛孔，名天池穴。银管三寸许，插向鼻梁，吮其血，和以药酒任意或八珍散加沉香、木香煮者尽量。月可一度，鹿无恙。若有屠刺鹿血，乘热和酒一醉，亦妙。

内鹿髓丸

峻与宴之鹿，脑髓、骨髓、脊髓尽取，同煎成油，漉净，称，每一两加炼蜜二两，又炼相得，瓷器封收。每服补药，不拘何方，用以和剂，如鹿峻法。

① 载：大成本作“再”。
② 焉：大成本作“之”。
③ 眥：同“眦”。

外鹿髓丸

不拘猎家、屠市所有，鹿之胫骨髓煎作油，漉净加蜜，如前炼法。每用和古方摩腰膏、九阳丹之类，老姜汤化少许，以擦摩肾俞，大补元阳[1]。凡骨节痛属虚寒者，其效如神。

黄鹤丹　此方铢衣翁在黄鹤楼授予[2]，悬壶轻赍，故名。

香附气失其平则为疾，此为君，此为用矣　**黄连**凡疾之所在为邪火，单用生用，固非泻心火例矣

二味香附为主，黄连减半，俱洗择净料，共制为极细末，水糊为丸（梧子大）。假如外感，姜葱汤下；内伤，米饮下；血病，酒下；气病，木香汤下；痰病，姜汤下；火病，白汤下。余可类推。

青囊丸　此方邵真人祷母病，感方士所授，予则受于女医某。

香附子略炒，不拘多少，为主　**乌药**略泡，减附三分之一

上为细末，水、醋煮，和为丸（梧子大）。随证用引，如头痛，茶下；痰，姜汤之类。多用酒下为妙。

天一丸　此方自制。

---

① 元阳：大成本作“元气”。

② 授予：大成本作“所授”。

灯芯用十斤，以米粉浆染，晒干，研末，入水澄之，浮者为灯芯，取出，又晒干入药，用二两五钱。而沉者为米粉，不用矣　**赤白茯苓**去皮，兼用茯神（去木），五两　**滑石**水飞过，五两　**猪苓**去皮，二两　**泽泻**去须，三两　**人参**一斤，去芦，切片，煮浓汤，去粗[①]，漉净，炼汤成膏如糖饧，用以和药[②]

一方人参六两、白术六两、甘草四两，同熬膏，亦妙。

上灯芯等五味，各为细末，以人参膏和成丸（如龙眼大），朱砂为衣，贴金箔。每用一丸，任病换引。大段小儿生理向上，本天一生水之妙。凡治病，以水道通利为捷径也[③]。

异类有情丸　此方自制。

鹿角霜以角之新者，寸截囊置长流水中七日，瓦缶水煮，每角一斤入黄蜡半斤，缶口用露酒一壶掩之；别沸流水，旋添，勿令下涸，桑柴火足十二时，其角软矣；竹刀切去黑皮，取白者舂细为霜[④]　**鹿茸**新如紫茄者，熏干，酒洗数过，酥油涂，炭火

① 去粗：大成本作“去渣”。
② 和药：大成本作“和膏”。
③ 也：大成本无此字。
④ 以角之新者……取白者舂细为霜：大成本无此段注释。

炙令透，为细末[①]　**龟板**八字纹[②]具者，醇酒浸七日，酥炙透黄

虎胫骨新而真者，长流水浸七日，蜜酥和炙令透

上霜、板各三两六钱，茸、胫各二两四钱，重罗极细，用水火炼白蜜，入豮猪[③]脊骨髓九条，同春剂为丸（如梧子大）。每空心盐汤下五七九十丸，周而复始。丈夫中年觉衰，便可服饵。此方，鹿纯阳也；龟、虎阴也，血气有情，各从其类，非金石草木例也。如厚味善饮[④]之人，可加猪胆汁一二合于和剂中，以寓降火之义。

女金丹　此古方胜金丸，武夷翁授予配制之法。

藁本　**当归**　**赤石脂**白者皆可[⑤]　**白芍药**[⑥]　**人参**　**白薇**　**川芎**不见火　**牡丹皮**　**桂心**　**白芷**　**白术**　**白茯苓**　**元胡索**　**没药**　**甘草**以上各一两

十五味，除石脂、没药另研外，其余皆以醇酒浸三日，烘晒干，为细末，足十五两。

香附子去皮、毛，以米醋浸三日，略炒为细末，一十五两

上十六味，和合，重罗数过，炼蜜丸（如弹子大），

---

① 新如紫茄者……为细末：大成本无此段注释。

② 纹：大成本作“文”。

③ 豮（fén 汾）猪：阉割过的猪；公猪。

④ 饮：大成本作“养”。

⑤ 白者皆可：大成本作“石脂（赤白均可）”。

⑥ 药：大成本无此字。

瓷银器封收。每取七丸，虔心，鸡未鸣时服一丸。先以薄荷汤或茶灌漱咽喉，后细嚼，以温酒或白汤送下，咸[1]物、干果压之。服至四十九丸为一剂，以癸水调下，受妊为度。妊中三日一丸，产后二日一丸，百日止。尽人事而不育焉，天矣。人为一卤莽，诿曰：天之命。予尝于[2]世之乏嗣者惜焉。

驻颜小丹 炼法此有[3]古方，主乌须，不验。方外一衲，因予小惠，报以炼法。

茯神四两，去木[4] **赤石脂**火煅存性，四两 **辰砂**二两，水飞 **乳香**二两，灯芯研 **川椒**二两，净，以炭烧黄土地至通红，扫净，置椒于上，以瓦缶掩之，令为出汗

上五味，为细末，以人乳和稀剂，入鹅、鸭蛋壳内，糊封完固，加以绛袋，令体洁妇人带于胸乳之间四十九日，日夕不离，取去干透则成，否则坏。再研，用枣肉和为丸（绿豆大）。每日空心人乳送下，或人参、麦门冬汤代之，卧时酒下亦可。凡心血不足、怔忡、健忘等疾皆宜。

---

① 咸：大成本作“食”。
② 尝于：大成本作“兹为”。
③ 有：大成本作“本”。
④ 木：大成本作“心”。

固本丸制法　此方多谓效迟，而有痰者，往往泥膈，遂生厌心。殊不知古人制方[1]，真有口诀。

生地黄择新肥怀庆者[2]为良[3]，竹刀切　**麦门冬**去心，二味各一斤半，用淡酒浸一日，盐点汤浸二日　**熟地黄**　**天门冬**去心膜，二味各一斤半，用生姜自然汁浸二日，醇酒浸一日

上四味，俱不犯铁，浸足，同磨或擂，以渣尽为度，旋加水，亦如造浆粉之法少加杏仁则易澄脚矣。其澄底药泥，晒干，乳钵成末，加面，取净一斤，用人参，去芦，另为细末，四两。五味共匀，炼蜜为丸，常服酒下。

枳术丸[4]烧饭法

易水张氏制此方，东垣晚年始悟用荷叶中虚之义。讵[5]意东南人不识北方炊饭无甑，类乎为烧，遂讹以[6]荷叶包饭入灰火烧煨。虽丹溪亦未之辨，古诗云“瓶中有醋堪烧菜”是也。

白术君，去梗及油者，六两　**枳实**臣，用鹅眼者，以冷水浸软，切片，略炒，四两

---

① 方：底本作“力”，据文意校勘。

② 择新肥怀庆者：大成本作“怀庆新肥者”。

③ 为良：大成本无此二字。

④ 丸：大成本作“方”。

⑤ 讵：不料，哪知。

⑥ 以：大成本作“为”。

上为末，先用新碧荷叶数十煮汤，去叶，入粳米，亦如寻常造饭之法。甑内以荷铺盖，北方无甑，亦随常法[1]，但米入汤，自然透绿，方全气味。饭成，乘热以药末揉拌成剂为丸。食后，任引下。

五瘟丹 此方自制，冬至日修合。

黄芩乙庚之年为君 **黄栀子**丁壬之年为君[2] **黄柏**丙辛之年为君[3] **黄连**戊癸之年为君[4] **甘草**甲巳之年为君[5]

此五味，各随运气为君者，多用一倍也。余四味又与香附子[6]、紫苏为臣者，减半也。

上七味，皆生用，为细末，用锦纹大黄三倍，煎浓[7]汤，去渣，熬膏，和丸（如鸡子大），用朱砂、雄黄等分为衣，贴金。每用一丸，取泉水浸七碗，可服七人。凡天行瘟病去处，有力之家[8]，合以施给，阴德无量。

滇壶丹 梦感滇人相授，治霉疮甚验。

---

① 常法：大成本作“宜用”。

② 丁壬之年为君：大成本作“丁壬年君”。

③ 丙辛之年为君：大成本作“丙辛年君”。

④ 戊癸之年为君：大成本作“戊癸年君”。

⑤ 甲巳之年为君：大成本作“甲己年君”。

⑥ 子：大成本无此字。

⑦ 浓：大成本作“成”。

⑧ 家：大成本作“人”。

白僵蚕略炒，三钱　**全蝎**一钱五分，酒洗，瓦焙　**大黄**生用，五钱

上为细末，鸡未鸣时，蜜汤调下三五匙，午后粥补；明日又服，以虫出疮干为度。以蜜汤旋和末为丸，亦可。

八仙茶　此得之武当山人。

粳米　**黄粟米**　**黄豆**　**赤小豆**　**绿豆**五者，炒香熟，各一升　**细茶**一斤　**脂麻**净，五合　**花椒**净，一合　**小茴香**净，二合　**干白姜**泡，一两　**白盐**炒，一两

以上十一味，俱为极细末，和合一处。麦面[①]炒黄熟，与前十一味等分拌匀，瓷罐收藏、胡桃仁、南枣、松子仁、瓜仁、白砂糖之类，任意加入。每用二三匙，白汤点服。

小刀圭　此方士所授，与古方小异。

黄牛犊一只，用未知阴阳者，肥嫩纯黄色，先期办后开药料。至腊月初八日或本月戊巳日，宰取血，挦[②]毛留皮，碎切，脏腑分寸不遗，用长流水大锅煮至半熟，加后项药用鹿代之，更妙。

人参以牛十斤用二两　**茯苓**去皮，以牛十斤用三两　**绵黄芪**刮净，以牛十斤用五两　**良姜**去梗　**肉桂**去粗皮，以牛十斤用五钱　**陈皮**留白，以牛十斤用一两五钱　**甘草**去皮，以牛

---

① 麦面：大成本在麦面前有“外加”二字。

② 挦（xián 贤）：撕，扯；拔（毛发）。

十斤用一两　**花椒**去目，以牛十斤用一两　**白盐**临漉时斟酌用　**醇酒**二斗上下

上件同牛煮文武火[1]，旋添熟水，当以八分为节，取牛肉烂如泥，槌骨内之髓，煎化入汁中，漉去渣，但存稠汁，有如稀饧，待冷，入蜜[2]瓮，掘黄土坑，埋齐瓮口，封固。凡早飡[3]，不拘何样饮食，加此数匙调和，人事劳苦并房欲之后，醇酒调服。造酒至酻[4]来之日，加此甚佳曾见飞霞先炼蜜，候膏成，入蜜搅匀，才收瓮内。

长松酒方　此方庐山休休子传。

长松此酒中之圣药，产太行西北支诸山，似独活而香，用一两五钱　**黄芪**蜜制[5]　**生地黄**各七钱　**熟地黄**与生地俱酒浸，用八钱　**苍术**三钱，米泔浸　**陈皮**去白，七钱　**枳壳**四钱　**当归身**五钱　**白芍药**煨，四[6]钱　**半夏**姜制，三钱　**厚朴**五钱　**菊花**五钱　**天门冬**三钱　**麦门冬**三钱　**砂仁**三钱　**木香**二钱　**人参**四钱　**点椒**二钱　**酥**七钱　**黄柏**五钱　**黄连**二钱　**胡桃仁**去皮，二钱　**小红枣**八个，去核　**老米**一撮　**灯芯**

---

① 火：大成本作“火煮”。
② 蜜：大成本作“密”。
③ 飡：古同“餐”。
④ 酻：古同“醉”。
⑤ 制：大成本作“炙”。
⑥ 四：大成本作“五”。

五寸长，一百二十根

一料分十剂，绢袋盛之。凡米五升，造酒一樽，煎一袋，窨久乃饮。

枸杞酒 此为家兄火证制。酒性热，三药制之，可通用。煮如前法。

枸杞子五钱 **黄连**炒，三钱 **绿豆**一钱

水火炼蜜法 金华师最恶以锅煎炼，非古法，授此。

以白砂蜜一斤，大瓷碗盛重汤煮，不住搅，文武火，汤干加水，以蜜滴水不散为度，大率一斤炼成半斤，罐埋土七日。凡和丸剂，止以药末一半，入蜜，舂万余[1]杵，干再糁，以布包裹，入甑蒸软；又加未尽之末，如此三次，则丸剂可以久收，不复回润。

七味保婴汤 说见第六章。

老大米主清胃 **黄土**养脾，炒 **苦竹叶**去热 **萝卜子**去食积 **薄荷叶**去惊[2]热 **灯草**主夜啼 **麦芽**和脾胃

上随证所主者多用，其余次之。每服不过三钱，袋盛煮汤，任意渴饮，或加蜜少许。

① 余：大成本无此字。

② 惊：大成本无此字。

同类勿药章第九（凡九则）

《参同契》云

《参同契》[①]云：同类易施功，非种难为巧。虽云丹法移之治病，雅有神化。予尝考古今养生家千条万诀，莫要于人坏人补之一语，即《内经》"形不足者，补之以气"也。漫述数条，勿药有喜，庶医之完技云。

凡肩背肢节

凡肩背肢节、骨腕筋会之处注痛，多属痰凝气滞。不拘男女，但取神旺气长者，令以口对患处，隔绢绵进气，不呵不吹，极力努气，使入透，觉暖至热，又易一人，以愈为度。

多病善养

多病善养者，每夜令仆擦足心，至极热，甚有益。三里、肾俞，皆不可缺。

---

① 《参同契》：即《周易参同契》，东汉魏伯阳所撰。全书托易象而论炼丹，以乾坤为鼎器，以阴阳为堤防，以水火为化机，以五行为辅助，以玄精为丹基等，从而阐明炼丹的原理和方法，为道教最早的系统论述炼丹的经籍。

肾虚腰痛

肾虚腰痛，令少阴掌心摩擦，每至万余，或令进气于肾俞之穴。丹田冷者，亦摩擦而进于脐轮，其功尤烈。

有痿痹疾者

有痿痹疾者，偎卧患处于壮阴之怀，久之生气和浃，病气潜消。

老人尤宜

老人尤宜与少艾偎卧。予戚有喻千户者，行此，年九十余，康健。

凡小疾有痛

凡小疾有痛处，即令壮夫揩擦至热，或按之拿之，令气血转移，其疾可却。

服人乳

服人乳，大能益心气、补脑，治消渴症，治风火症，养老尤宜。每用一吸，即以指塞鼻孔，按唇贴齿而嗽，乳与口津相和，然后以鼻内引上吸，使气由明堂入脑，方可徐徐咽下。凡五七吸为一度，不漱而服者，何异饮酪[1]，止

---

① 饮酪：大成本无此二字。

于胃肠尔[①]。

丹溪云房中

丹溪云：房中补益之术，非圣贤之心，神仙之骨，不能行也。盖言圣贤能以理制欲，神仙天性，对景忘情尔[②]。世有以此，实恣淫欲，为泥水金丹而秘相授受，卒致丧亡者，深可恶也！深可恶也！

① 尔：大成本作“耳”。
② 尔：大成本作“耳”。

跋

韩氏天爵，甫以武职之子而究医艺。自云禀受极弱，赖方药以生，其所得于医之理者良深矣。

观其起父兄与嫂于垂危之疾，盖以尽其孝友，所谓“父母有疾，委之庸医，谓之不孝也”。既而变名挟术以游，膏粱藜藿，疑症痼疾，投药立愈。因此，而白飞霞之名满天下。

至自制诸方，虽甚简，其精妙有出于意表者。即如其用霞天膏，触类旁通，诸无不治。

惜今人惟以治痰，余皆不之及。至于六法兼施章，尤仰见学问之渊博，则更有不可测量者。后之业医者，抚心自问，能式此格乎？否耶？

乾隆岁在疆圉作噩[1]橘余月[2]瘦樵程永培跋于绿参差楼[3]

① 乾隆岁在疆圉作噩：即清·乾隆四十二年（1777年），属于中国农历丁酉年。丁酉年，按天干地支纪年法，别称为“疆圉作噩”。

② 橘余月：农历五月。

③ 绿参差楼：清·程永培室名。

《医通》后跋

《韩氏医通》刊行久矣，顾本不多见。嘉靖丙戌，予以病居，始获一览。理论切当，要皆补方而甚奇。将制以自疗，本忽失去，求之数载，乃更得于易水程别驾书笥，且备述其验焉。予以失之易而得之难也，命工重锓，用以广其传云。

嘉靖壬辰[1]秋九月吉濡滨李坦谨识

① 嘉靖壬辰：即明·嘉靖十一年（1532年）。

参考文献

[1] 韩懋.韩氏医通[M].程永培刻本，1777（清乾隆丁酉年）.

[2] 韩懋.韩氏医通[M]//曹炳章.中国医学大成.上海：大东书局，1936.

[3] 韩懋.韩氏医通[M].张浩良，校注.南京：江苏科学技术出版社，1981.

[4] 姚春鹏.黄帝内经[M].北京：中华书局，2014.

[5] 张年顺.李东垣医学全书[M].北京：中国中医药出版社，2018.

[6] 田思胜.朱丹溪医学全书[M].北京：中国中医药出版社，2019.

校注者简介

卜俊成，男，河南鄢陵人，主任记者，中国诗歌学会会员、河南省作家协会会员、河南诗词学会会员、河南省青年新闻工作者协会副秘书长，毕业于河南中医药大学，致力于中医医史文献和中医药文化的研究与传播，著及合著出版有《中原杏林咏》《〈援生四书〉校注》《〈白云阁本伤寒杂病论〉校注》《〈妇科辨解备要〉校注》《〈经方实验录（全本）〉校注》《〈经方例释〉校注》《〈医学指南〉校注》等12部；另担任《地方志医药文献辑校·河南医著诗赋碑记疫病卷》、“中医药非物质文化遗产抢救出版丛书”副主编；已在国家级核心期刊等发表学术论文20篇。

李宁，女，河南周口人，毕业于河南中医药大学，硕士研究生学历，副主任医师，供职于河南省中医药研究院附属医院康复医学科，为河南省中医药传承与创新人才工程（仲景人才工程）青苗人才；兼任中华中医药学会委员、河南省软组织病研究会常务理事等；师从第二届国医大师石学敏、第二批全国老中医药专家学术经验继承指导老师陈阳春；主持、参与省部级科研课题多项，已获得省部级科技成果奖一等奖3项；已在国家级核心期刊等发表学术论文23篇；合著出版有《〈援生四书〉校注》《〈经方实验录（全本）〉校注》，另担任《李德俭中医临证精要》等6部医学专著的副主编。